高島明彦

淋しい人はボケる

認知症になる心理と習慣

はじめに

以前と比べて、脳の働きがどうも悪くなった、と思うことはないでしょうか。

「知っているはずの言葉・人名が出てこない」

「同じ買い物をしてしまうことがよくある」

「新しい電化製品の使い方が覚えられない」

「今日が何月何日なのかわからないことがよくある」

「前日に読んだ本の内容が思い出せない」

「新聞や本を読んでも頭に入らないことがある」等々……。


そして、「いやいや、これは単なるド忘れや、体調のせいであって、脳の老化（ボケ）とは関係ない！」と自分に言い聞かせていませんか？

私は**認知症の約7割を占めると言われるアルツハイマー病**について長年研究してきましたが、前述のような、いわゆる「ド忘れ」に近い物忘れを、みなさんに甘く見てほしくはありません。

アルツハイマー病とは認知症の約7割を占めるもので、簡単に言うと、脳の神経細胞が死んでしまう病気です。

ですが、突然かかるわけではなく、発症するよりずっと前から脳の中で静かに進行しており、**発症するまでに20〜30年かかる**とも言われているのです。

ですから、もしこの本を手に取ってくださったあなたが40歳前後で、物忘れが多すぎると感じているならば、20〜30年後の60〜70歳にボケの症状が出てしまう可能性は否めないのです（日本では65歳以上の高齢者の15％が認知症という調査結果もあります）。

みなさんをおどかすつもりはありませんが、これは事実なのです。

ド忘れ以外にも、ショッピングが大好きだった人が買い物に行っても何も買う気がしなかったり、服装について気を遣うことが面倒になったり、未経験のことに挑戦するのが億劫《おっくう》になったりしている場合も、注意が必要です。

一方で、90歳になろうとも、100歳になろうとも、頭の回転が速くてしっかりした高齢者もいます。みなさんはそういう方たちのことを、「もともと頭がいい」「生まれつき」「家系的なもので遺伝でしょう」などと思っていませんか？

一つ覚えておいてほしいのは、「ボケ」と「遺伝」は関係ないケースのほうが多いということです。みなさんの毎日の習慣や行動が、脳を活性化させるか、もしくは老化させるかを決定するのです。

たとえば、みなさんは「淋しい人はボケやすい」ということをご存じでしょうか？

詳しくは本書でご説明しますが、孤独感を覚えるとき、脳は老化のスピードを上げてしまうのです。

このことを知っているだけで、できるだけ「淋しい」と感じることがないようにしよう、と心がけることができるはずです。

みなさんの中には、「認知症になりやすい心理や習慣」を知らないばかりに、無意識にそういった心模様や行動に陥ってしまっている方も多いのではないでしょうか。

そういった一つひとつの脳によくない心理や習慣を避けるだけで、結果として驚くほど脳を活性化させ、いくつになってもボケ知らずの若々しい脳を保てるのです。

この本を通じて、みなさんが脳についての理解を深め、よりいっそう充実した人生を送るためのお手伝いができればと思います。

淋しい人はボケる／目次

編集協力 千葉はるか
図版 美創

第1章

淋しい人はボケる

ストレスを受けると、脳はどんどん老化する

第1章では、まず脳に悪い習慣や状態を見ていきたいと思います。

みなさんは、毎日の生活の中でストレスを感じることがあるでしょうか？

多くの方は、仕事をしていて、あるいは周囲との人間関係などで、なにがしかのストレスを感じているのではないかと思います。病気やケガで痛みを感じるときや身体的に無理をしているときなどにも、ストレスを感じることがあるでしょう。

実はこのストレスが、脳の老化を速めてしまうのです。みなさんはこのことを知っていましたか？

ストレスを感じると、まず血中にアドレナリンというホルモンが放出されます。アドレナリンは心臓をドキドキさせたり血圧や血糖値を上げたりするので、ストレスの対象と戦ったり、あるいは対象から逃げ出したりするための準備が整った状態になるわけです。

一方で、アドレナリンによる反応を抑えるため、コルチゾールというホルモンも放出

されます。コルチゾールは「ストレスホルモン」と呼ばれるものです。

コルチゾールは人体に必須のホルモンですが、過剰に分泌されると免疫機能が落ちてしまってさまざまな病気にかかりやすくなるので、少々危険なホルモンと言えます。

このため過剰な分泌を抑える仕組みがあるのですが、長期的にストレスがかかり続けた場合にはこの仕組みが働きにくくなり、血中のコルチゾール濃度はどんどん上昇していくことになります。

そして、コルチゾール濃度が上がると、脳内では「海馬《かいば》」という記憶をつくり出す部位が萎縮《いしゅく》し始めるのです。

おそらくこれは、人体に備わった究極の防御反応なのでしょう。ストレスから逃げられないとき、海馬が萎縮することで、つらい記憶を残さないようにしようとしているのだと思います。

以前、精神科の医師と話したときに、人は強烈なストレスを感じると、失神することがあるのだと聞いたことがあります。

このような場合、患者さんが目覚めたときには健忘《けんぼう》を起こしていて、ストレスを感じた状況について、きれいに忘れ去っているそうです。これもおそらくストレスに耐えるための反応なのでしょう。脳がスイッチを切って、嫌な体験を思い出さないようにしているのだと考えられます。

ストレスによる脳内の変化は、脳の老化を加速させます。このことは、マウスを使った実験で明らかになっています。

実験では、4週間にわたってマウスにストレスを与え続けます。針を刺したり、狭いところに押し込めたり、動けないようにアルミホイルで巻いたりといった身体的ストレスをかけ続けるのです。

すると、血中のコルチゾールの濃度が上がり、脳では海馬の萎縮が見られます。そして、思考や判断などをつかさどる前頭葉《ぜんとうよう》では、脳の老化に伴って起こる神経原線維変化《しんけいげんせんい》(τ《タウ》というタンパク質が悪いタンパク質になり、神経細胞内に蓄積したもの)の増加が起きます。つまり、ストレスは脳の老化を加速させる一因であるということです。

ちなみに、詳細は後述しますが、神経原線維変化が過度に進んで脳内に広がると、ボ

神経原線維変化が起こる過程で神経細胞は死んでしまう

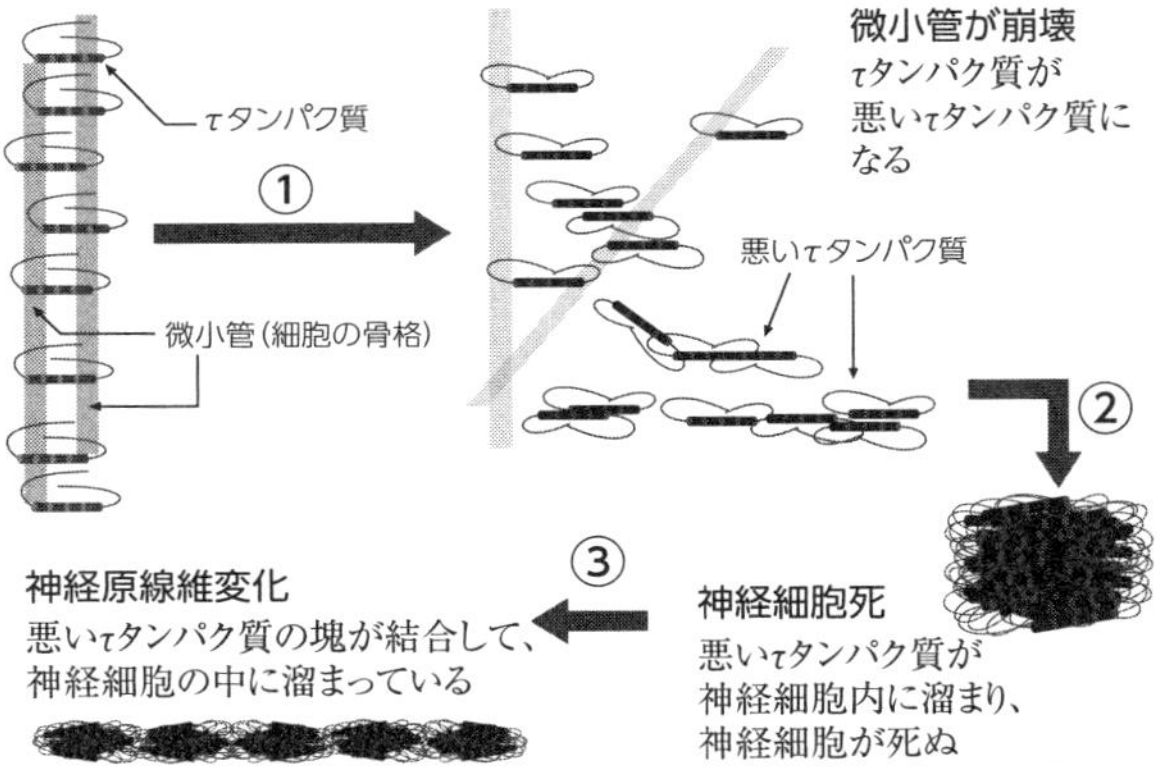

ケを発症します。ストレスを感じ続ける生活をしていると、脳の老化が進みやすくなるのです。

「ストレスはすべて悪」というわけではなく、適度な刺激になる程度であれば問題ありません。少しストレスがかかっているくらいの状態のほうが、アドレナリンが出て、集中力が高まるという効果もあります。締め切りがある仕事のほうがはかどるものだということは、みなさんも実体験から納得できるのではないでしょうか。

しかし、強いストレスを受け続けることは、脳にとって大変よくないことです。

社会的ストレスを無理に我慢し続けることは、「百害あって一利なし」だということを頭に入れておきましょう。

60歳前にうつ病を経験した人は、ボケるリスクが3・76倍に

うつ病も、ボケるリスク要因の一つです。

前項でストレスが脳に与える影響についてご説明しましたが、ストレスはうつ病を発症する大きな要因でもあります。長期間にわたってストレスを感じ続けることでストレスホルモンが過剰に分泌されることが、うつ病発症のメカニズムと考えられます。

実際、うつ病でも海馬の萎縮が見られますし、脳血流が減るために脳の老化と同様の反応が起き、判断力や集中力も低下するのです。

うつ病にかかったことがある方は、うつの症状が治まったからといって、安心はできません。一度起きた海馬の萎縮や脳血流の低下が、完全にもとに戻るわけではないからです。脳の老化が加速された分、高齢になってからボケるリスクは高まっていると考え

られます。

うつ病がボケの危険因子であることは、疫学研究からも明らかになっています。

オランダのエラスムス大学で60〜90歳の486人を対象に6年間の追跡調査を行ったところ、うつ病にかかったことのある人は、かかったことのない人に比べ、ボケるリスクが2・34倍でした。60歳以前にうつ病にかかったことがある人はさらにリスクが高く、3・76倍にもなったのです。

さらに、うつ病にかかった経験のある人がボケた場合、病状がより速く進むとも言われています。

実際、アメリカのマウントサイナイ医科大学がボケを発症した95人を対象として、8年間にわたり年1回の調査を行った結果、うつ病にかかったことがある患者は認知機能テストのスコアが毎年1・86点低下したのに対し、うつ病の病歴がない患者では、テストスコアの低下は年1・15点にとどまりました。

調査の対象者数が少ないこともあり、この結果から断言することはできませんが、うつ病にかかるとボケたときの認知機能の低下が、より速く進む可能性があります。

ストレスの多い現代社会において、うつ病は珍しい病気ではなく、みなさんご自身や周囲の方で「うつ病にかかったことがある」という人は少なくないと思います。

うつ病の病歴がある方は、ボケ予防により力を入れることが望ましいでしょう。


なお、高齢期にかかるうつ病とボケには相関関係があります。ボケる前に、うつ病になるケースは少なくありません。

そもそも高齢になれば、うつ病にかかるリスクは高まります。「年を取ると将来への希望が持ちにくくなるからでは?」と考える方もいらっしゃるかもしれませんが、そういった心持ちの問題ではなく、脳が老化することによって前頭葉などの機能が衰え、判断力や思考力が落ち、うつ病の症状が出てくると考えるのが自然でしょう。

そして、脳の老化がより進行すれば、ボケるリスクも高くなるというわけです。

もしも「年を取って前向きになれなくなった」「希望を感じる力が落ちたようだ」などと感じた場合、加齢により脳の機能が衰えていることに起因する、うつ病の一歩手前の状態かもしれません。そこで「年だから仕方ない」とあきらめず、自分の状態を受け入れつつ、少しずつでも予防に取り組むことが大切です。

孤独を感じることは脳に悪い

ストレスを感じるときのように、ネガティブな感情を抱く状態においては、脳は総じて同じような反応を示します。その意味で注意したいのが、孤独は脳に悪い影響を与える、ということです。

ここで言う孤独とは、一人暮らしをすることとイコールではありません。

そもそも、一人暮らしでも親族や周囲の人とコミュニケーションが多いケースもあれば、家族と同居していても会話がほとんどないようなケースもあるでしょう。一人で過ごす時間が長くても、もともと内向的であまり孤独感を抱かない方もいるかもしれません。

目を向けるべきなのは、「孤独であると感じるかどうか」「周囲から疎外されていると感じるかどうか」といった主観的な部分です。

孤独が脳に与える影響については、フィンランドで行われた研究が参考になります。これは、ボケ発症の危険因子を探ることを目的として、男女２０００人を対象に50歳から71歳になるまでの21年間を追ったものです。

この研究の結果、既婚者やパートナーがいる人は、一人暮らしの人よりボケるリスクが50％低いことが明らかになりました。

つまり、50歳以降に一人暮らしだった人がボケるリスクは、パートナーと同居している人に比べて約2倍高いということになります。

さらに目を引くのは、「結婚後、離婚して独身をつらぬいた人」に限ってみると、ボケるリスクが3倍に高まっていることです。これは、離婚経験者はパートナーと一緒に過ごした時期があるがゆえに、より孤独を感じやすいからだと考えることができるでしょう。

より深刻なのは、「50歳より前に死別や離婚で伴侶を失い、独身をつらぬいた人」で、ボケるリスクは6倍にまで高まります。これは、一人で過ごす時間が長く社会的刺激・

知的刺激が少ないことに加え、若いときにパートナーを失うことによって精神的に大きなショックを受けており、強いストレスを感じてきたことがボケるリスクを高めたと考えられています。

孤独感が認知機能を低下させることは、動物実験でも明らかになっています。ネズミは集団で生活する動物ですが、1匹だけで2～8週間飼育し、社会的隔離を行いました。

すると前頭葉では、神経細胞の「軸索《じくさく》（神経細胞をつなぐケーブルのようなもの）」を覆っている「ミエリン」（45頁参照）と呼ばれる被膜《ひまく》がなくなり、神経細胞同士の情報伝達がスムーズに行われなくなりました。また海馬では、ストレスホルモンが増えることにより、萎縮が起こりました。

同じように、マーモセット（猿の一種）も1～3週間家族から離すと、ストレスホルモンの増大とともに、自分の縄張りを示すマーキングやウロウロ動き回る不安行動が多くなり、海馬の神経新生（新しく神経細胞ができること）が半分に減っていました。

これらの実験からも、孤独が脳に悪いことは明らかだと言えます。

ところで、孤独が脳に悪いというと、「やはり話し相手がいないのはよくないのだろう」と思う方もいらっしゃるでしょう。確かに、他者とのコミュニケーションを持つことは、脳の老化を防ぐうえで重要です。

しかし、この調査結果や実験からわかるのは、コミュニケーションの減少だけが問題なのではなく、孤独感が深くなることそのものが、脳の老化を加速させる要因になるということではないかと思います。

孤独を感じると、なぜ脳の老化が加速されるのでしょうか？

これは、淋しさを感じると、側坐《そくざ》核《かく》の活動が低下するためだと考えられます。側坐核は「やる気の脳」と呼ばれる部分ですから、何もする気がなくなり、活動量が落ちたり周囲との会話が少なくなったりします。新しいことを学ぼうとする意欲も減退します。すると脳への刺激が少なくなり、脳の血流も落ちて、さらに老化が加速される――という悪循環に陥ることになってしまうのです。

孤独が脳に悪影響を与える仕組みからわかるのは、淋しさを感じるときこそ自分の殻に閉じこもらないようにし、側坐核を活性化させることを心がけたほうがよい、ということです。

側坐核は、おいしいものを食べたり、仕事や趣味、ボランティアなどの活動で達成感を味わったりすることによって活性化されます。喜びを感じられることを見つけ、積極的に取り組む姿勢を持つことが重要です。

糖尿病になると、ボケるリスクが2・3倍に

ここまでに精神面でのリスクを見てきましたが、ボケるリスクを高める要因はほかにもたくさんあります。

特に、いわゆる生活習慣病は、脳の働きと深い関わりがあるので要注意です。生活習慣病は、ボケのきっかけになるほか、病状を進行させる要因にもなります。まず押さえておきたいのは、糖尿病とボケには高い相関があることです。

糖尿病は、血液中のグルコースがきちんと利用されず、グルコース濃度（血糖値）が高い状態が続く病気です。血糖値が高い時期が長期化すると毛細血管が徐々に破壊され、神経障害が起きたり、網膜症《もうまくしょう》を患《わずら》って失明したりします。

厚生労働省の平成19年国民健康・栄養調査によると、「糖尿病が強く疑われる人」が890万人、「糖尿病の可能性を否定できない人」が1320万人いるそうですから、日本には糖尿病と思われる人が約2210万人もいることになります。大変身近な病気の一つですし、みなさんも糖尿病と無縁でいられるとは限りません。

ちなみに、糖尿病には「I型」と「II型」があります。

I型糖尿病は、膵臓《すいぞう》にあるβ細胞が破壊されて、血糖値を一定に保つ働きをするインシュリンというホルモンが分泌されなくなることが原因で、遺伝的要因が大きいと言われています。

一方、II型糖尿病はインシュリンの分泌量が低下したり、インシュリンの働きが悪くなって起こるもので、主に食事や運動などの生活習慣が原因です。糖尿病のうち、95%

以上はII型が占めています。

糖尿病患者はボケることが多く、II型糖尿病にかかっている人の場合、ボケるリスクが1・2〜2・3倍になることがわかっています。

糖尿病がボケるリスクを高めるのは、血管がぼろぼろになってしまうことが大きな原因だと考えられます。脳の中では神経の突起に沿って微小血管が伸びており、これらの血管が詰まってしまうと、神経突起も短くなってしまうのです。

もう一つの原因は、インシュリンの働きが悪くなることで、脳の老化が促進される点にあります。インシュリンの働きが落ちるとG《ジー》S《エス》K《ケー》-3《スリー》β《ベータ》（グリコーゲン・シンテース・キナーゼ）という酵素の活性が上がり、それによってτ《タウ》というタンパク質が悪いタンパク質になり、神経原線維変化が進んでしまうのです。

糖尿病は長生きするための身体の仕組み？

ちなみに、インシュリンの働きが悪くなってII型糖尿病を発病するのは、実は生活習慣の悪化に抵抗して、寿命を延ばそうとする身体《からだ》の仕組みがあるからではないかと考えられます。

哺乳《ほにゅう》動物の場合、食物を摂ることで血糖値が上昇してインシュリンが分泌され、グルコースがエネルギーに転換されますが、その際、活性酸素が生じます。

活性酸素は遺伝子に傷をつけて老化を促進することが知られていますが、食べすぎが続いてエネルギーがたくさんつくられるということは、活性酸素が発生し、遺伝子にどんどん傷がついて寿命を短くすることになってしまいます。

これを防ぐため、エネルギーの産出を抑えようとインシュリンの働きが悪くなる――というわけです。

なお、C.エレガンスと呼ばれる線虫では、インシュリンの働きが悪いものほど、寿命が長くなることが観察されています。

つまり、インシュリンの働きが落ちると遺伝子が傷つくことが減り、その結果、長生きできる可能性は高まるのです。

しかし一方で、τ《タウ》が悪いタンパク質になって、ボケるリスクも高まるわけです。

よりわかりやすく言えば、寿命が延びることと脳の老化は、並行して進んでいくということになります。長生きするほどボケるリスクが高まるのは、おそらくこの仕組みによるものでしょう。

ボケることなく、いつまでも長生きするというのは、なかなか難しいものなのです。

太っている人はボケるリスクが80%増加

肥満とボケの関連についても、多くの疫学研究があり、肥満がボケるリスクを高めることがわかっています。

肥満かどうかを判断する基準としてよく知られているのは、BMI（Body Mass Index）です。体重（キログラム）を身長（メートル）の2乗で割って算出するもので、22が標準値、25以上は肥満とされています。

アメリカのジョンズ・ホプキンス大学では、世界5カ国で5年間にわたり40〜80歳の3万7000人を対象にデータを分析した結果、肥満の人は標準体重の人と比較して、ボケるリスクが80%増加するとしています。

また、この研究からは、ボケを発症した人のうち、21％は肥満が原因と見られること、65歳以上では、ボケを発症した人の３分の２が肥満の結果と考えられることもわかりました。

このほかにも数多くの研究があり、ＢＭＩ30以上で高血圧、血液中の善玉コレステロールの減少、糖尿病がある人の場合、正常な人と比べて認知機能が22・５％速く低下するというデータもあります。

肥満の人ほどボケるリスクが高まるのは、やはり肥満者は糖尿病になることが多いからでしょう。糖尿病とボケの関係については、先に見たとおりです。

もちろん、糖尿病だけが問題なのではありません。高脂血症になれば動脈硬化が引き起こされやすく、ひいては脳梗塞《のうこうそく》等の原因にもなることはよく知られています。

脳内で小さな脳梗塞ができると、十分に血液が届かなくなった部分は、機能しなくなってしまうのです。

なお、高齢者の場合、ボケる前に、ＢＭＩの変化が見られることがわかっています。年間でＢＭＩが０・２１〜０・18程度下がるということなので、体重で言えば、身長160〜170センチメートル程度の方で、０・５キロくらい体重が減るということになりそうです。

認知症の発症前に体重が落ちるメカニズムはまだ解明されていませんが、原因として考えられるのは、認知症患者の脳の一部の活動が、正常な人よりも盛《さか》んになるということです。これは、老化によって脳機能が衰えた分をカバーするため、残された神経細胞が通常より活発に働くようになることで起きる現象です。

脳の消費エネルギーが増えるために基礎代謝がアップし、その結果、体重が落ちるのではないかと思います。

血圧は高すぎても低すぎてもボケるリスクが上がる

高血圧は「サイレント・キラー」と呼ばれ、さまざまな病気を引き起こす原因となりますが、もちろんボケとも深い関係があります。

高血圧は血管の内壁《ないへき》を損傷させ動脈硬化を招き、脳に関しては脳出血や脳梗塞などのリスクを高めることがよく知られています。小さな脳梗塞がたくさんできることで脳の機能の一部が使われなくなれば、ボケを発症します。

一方、血圧が低ければ安心かというと、実はそうとも言えません。血圧が低すぎると血流が低下し、脳血流が十分に保たれなくなるおそれがあるからです。脳血流の低下が脳老化を促進させ、ボケるリスクを高めることはこれまでに述べてきたとおりです。

「ホノルル・アジア・エイジング・スタディ」の報告によれば、71〜93歳の日本からの移住者またはその子孫にあたる2000人の男性を調べたところ、7年間のうちに13人がボケを発症しており、このうち起立性低血圧症（急に立ち上がったときにふらつきや立ちくらみなどがある症状）だった人は、ボケの発症が1・8倍という結果になっています。

また、ストックホルムのクングスホルメン・プロジェクトで、1987年から2000年まで3年ごとにクングスホルメン地区の住人75〜100歳の1647人について、ボケと血圧の関係を調べた結果、血圧が140／75㎜Hg以下の人の多くがボケと診断され、逆に血圧が160／95㎜Hg以上の場合は血圧とボケとの関連が見られなかったといいます。

実は、高齢の方の場合に限って言えば、血圧が高い人はボケが少ないと言われています。これは、血圧が高いことで、脳血流が保たれているからだと考えられるでしょう。高齢になってからは、血圧が高いからといって降圧剤などで血圧を下げすぎないほうがよいと言えます。

もちろん、中年期までの高血圧については十分な対処が必要です。高血圧は心肥大《しんひだい》などを招き、冠動脈《かんどうみゃく》からの血流低下によって脳の血流も落ちてしまいます。

また、高血圧は心機能を衰えさせる要因となりますから、後々年を取ったときに低血圧になりやすく、やはり脳の血流を十分に保てなくなるおそれがありますから注意が必要です。

喫煙でボケの発症が1・79倍に

喫煙も、ボケるリスクを高めることが知られています。昔はアメリカなどの疫学研究で、「喫煙がボケるリスクを下げる」とされたこともありましたが、これは喫煙者はボケる前に亡くなるケースが多いことを見逃して導かれた、誤った結論です。

喫煙とボケの関係については、1990年から行われている疫学研究であるロッテルダム・スタディで、喫煙が危険因子であることが報告されています。

ロッテルダム・スタディでは、55歳以上の男女6868人を対象に、約7年間にわたって調査が行われました。調査開始当時、調査対象者の22・6％が喫煙者であり、41・6％が過去に喫煙習慣があったそうです。

7年後、喫煙者では、非喫煙者に比べてボケを発症する人が1・56倍多いことがわかりました。一方、過去に喫煙の習慣があった人については、関連性は認められていません。つまり、禁煙するとボケるリスクは低減するということです。

さらに2007年、複数の疫学研究を総合的に分析した結果、喫煙によるボケの発症リスクは1・79倍であるという報告がなされています。

タバコの一酸化炭素は脳に悪い

なぜ、喫煙によってボケるリスクが高まるのでしょうか。

タバコからはさまざまな有害物質が身体に取り込まれますが、その代表的なものの一つが一酸化炭素です。一酸化炭素は、酸素よりも強くヘモグロビンと結びつくため、タバコを吸った人は酸欠状態になってしまうのですが、実はこの酸欠状態が脳に非常に悪い影響を与えます。

興味深いことに、酸欠にしたマウスの脳を調べると、ストレスを与えられたときと同じ状態になっていることがわかります。前頭葉のミエリンと呼ばれる物質が減少していくのです。

前述のように、神経細胞は、信号を伝え合うために軸索というケーブルのようなものでつながっています。ミエリンはこの軸索を取り巻く被膜なのですが、信号を素早く伝える役割も担っています。ミエリンが減少すれば信号がうまく伝わらなくなり、脳の働きは低下してしまいます。

喫煙者は、肺気腫《はいきしゅ》になる方も少なくありません。肺気腫になると慢性的な酸欠状態になりますから、ボケるリスクはさらに高くなるでしょう。

ただし、タバコに含まれるニコチンに関しては、軽度認知症の患者がニコチンを摂取することで、注意力や認知機能に改善が見られたという結果があります。

これは67名の軽度認知症患者を対象とした調査で、34名にニコチンパッチを、33人にはプラセボ（偽薬）のパッチを貼って、6カ月後に注意力や認知機能を見るテストを行ったそうです。

すると、テストの正解率がニコチンパッチを貼ったグループでは46%改善し、プラセボのパッチを貼ったグループでは26%悪化したのです。

ニコチンを摂取すると、脳内のニコチン受容体と結びつき、ドーパミンが分泌されます。ドーパミンは意欲や学習などに関わる神経伝達物質ですから、ニコチン摂取によってボケの症状が和らぐことは考えられそうです。

喫煙は心筋梗塞のリスクを高めることがわかっていますが、ニコチンパッチの有効性を評価する試験では、ニコチンパッチを使用したグループの5501人とプラセボのパッチを使用したグループの3752人の間で、急性心筋梗塞の発生率に違いはなかったといいます。

ただし、ボケの症状が和らぐ効果を期待して、ニコチン受容体を活性化させる薬がつくられましたが、この薬にはボケの症状を改善する効果は見られませんでした。

ですから、「あくまで軽度認知症の場合に限り、ニコチンを摂取することで症状が和らぐ可能性がある」と言うにとどめたほうが正確かもしれません。

また、ニコチンを摂取するにしても、喫煙はまったく勧められませんから、ニコチンパッチやニコチンガムの利用を検討したほうがいいでしょう。

多量の飲酒をする人はボケの発症が4・8年早くなる

飲酒がボケるリスクを高めることは、よく知られています。

多量にアルコールを飲む人やアルコール依存症の人の脳には、明確な萎縮が見られますが、少量であってもアルコールを飲み続ければ、脳の萎縮は起きています。これは、

脳の容積と飲酒量の関係

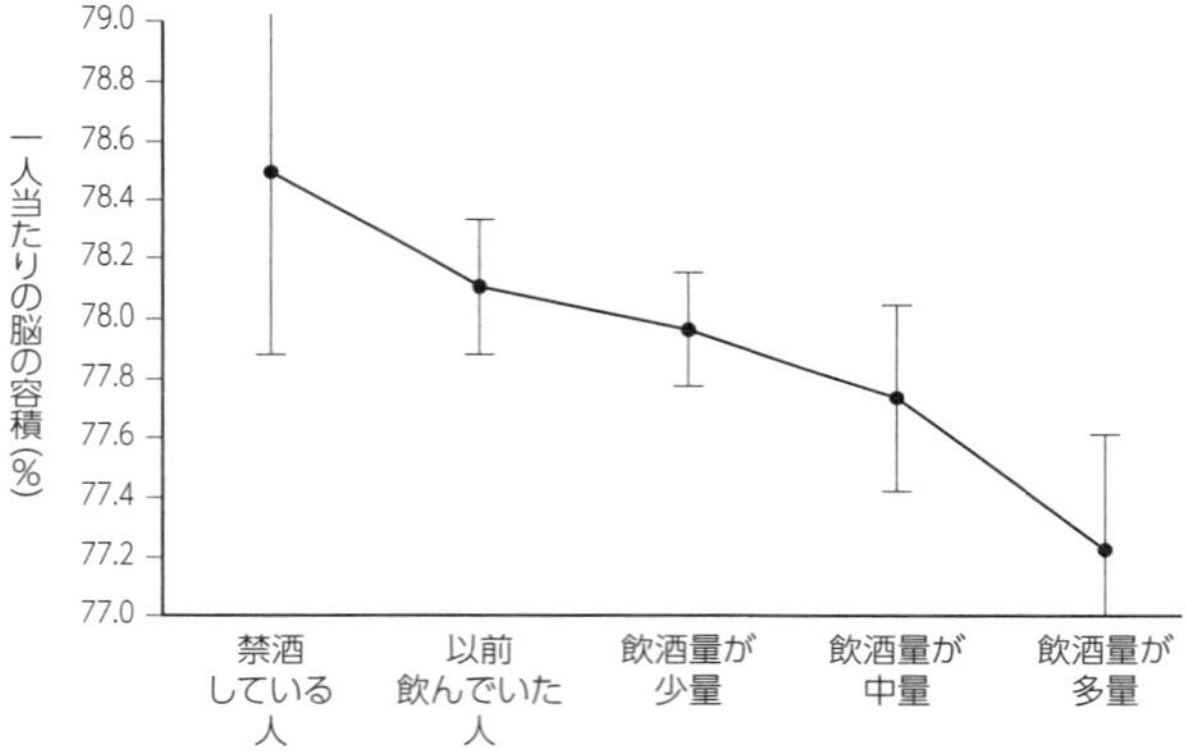

Carol Ann Paul, MS; Rhoda Au, PhD; Lisa Fredman, PhD; Joseph M. Massaro, PhD; Sudha Seshadri, MD; Charles DeCarli, MD; Philip A. Wolf, MD

先にご説明したミエリンの減少によるものです。

上の図は、脳の容積と飲酒量の関係を調べたものです。禁酒している人、以前飲んでいた人、飲酒量が少量、中量、多量の人を比較すると、アルコールは飲めば飲むほど、脳の容積が減ることがわかるでしょう。

萎縮が進んだ脳は、高齢になってから障害を起こす可能性が高まります。

アメリカのマウントサイナイ・メディカルセンターの研究によれば、ボケについても、多量の飲酒をする人は発症が4・8年早まったそうです。

また、特にアルコールを飲みすぎた人の場合、アルコール性認知症を発症するおそれがあるので注意が必要でしょう。

アルコール性認知症ではボケと同様に記憶障害や認知障害を起こしますが、長期にわたって断酒すると症状が改善するケースがあるのが特徴の一つで、この点においては一般のボケとは異なります。

アルコール性認知症はお酒を飲むのをやめれば、神経回路が再構築される可能性がありますから、やはり少しでもおかしいと感じる場合は早急に断酒すべきでしょう。

もっとも、アメリカでアルコール問題について研究を行っているNational Institute on Alcohol Abuse and Alcoholism（NIAAA）のレポートによれば、アルコールを多く飲む人にボケが多いのは、主に喫煙の影響が大きいようです。

つまり、喫煙量が多い人は多量に飲酒することが多く、実は飲酒よりも喫煙のほうがボケのリスクを高めているのではないかと考えられるわけです。

実際、タバコを吸うとアルコールを飲みたくなるというのは、マウスの実験で明らかになっています。脳の大脳基底核（48頁参照）という部分にニコチンを注入したマウスと生理食塩水を注入したマウスでは、ニコチンを注入したマウスのほうがより多くアルコールを摂取するのです。

また、飲酒が間接的にボケるリスクを高めることも確かでしょう。

たとえば、多量の飲酒が原因で糖尿病になれば、ボケるリスクは高まります。

それから、加齢に伴って心機能が衰えると、アルコール摂取によって血管が拡張したときに、心臓により負担がかかることになります。

すると不整脈の一つである心房細動《しんぼうさいどう》が起きやすくなり、場合によっては心臓で血栓《けっせん》（血の塊）が生じます。

血栓が脳の血管に詰まれば脳梗塞となり、それがボケの発症につながることもあるのです。

「酒は百薬《ひゃくやく》の長《ちょう》」とも言われますが、このような影響をふまえれば、脳にとってはアルコールは飲まないほうがいいと言えます。

とはいえ、お酒を飲むのが好きな人なら、まったく飲んではいけないと言われると、人生の大きな楽しみが奪われてしまうように感じるかもしれません。

いくらボケないように気をつけるといっても、楽しみを失って長生きするのでは意味がないという考え方も一理あります。

それに少量の飲酒は、循環器疾患のリスクを低減することも確かですから、飲酒を一律に禁止する必要はないように思います。

ただし、「適量に抑える」「一緒にタバコを吸わない」といったルールは守ってお酒を楽しむようにしたいものです。

さて、第1章では主にどのような習慣や状況が、ボケるリスクを高めるのかを見てきました。読者のみなさんの中には、「これは自分にもあてはまりそうだ」とドキッとした方が、少なからずいらっしゃるのではないかと思います。

少し危機意識を持っていただいたところで、次章以降ではもう少し詳しく私たちの脳の中がどうなっているのか、ボケとはそもそもどのような病気なのかを見ていきましょう。

メカニズムを知ることで、どのような予防策が効果的なのかが理解しやすくなるはずです。

第2章
脳が若い人と老化している人は何が違うのか

「ボケるのは遺伝」は正しくない

ボケについての理解を深めるためのステップとして、第2章では最初に脳の仕組みについて、いくつか重要なポイントを見ていきましょう。

まず押さえておきたいのは、脳の神経細胞についてです。

人間の脳には、千数百億個もの神経細胞（ニューロン）があります。神経細胞は一般的な細胞のような丸い形ではなく、多くの突起があるのが特徴です（左頁の図）。「樹状突《じゅじょうとっ》起《き》」と呼ばれる突起は、ほかの神経細胞からの情報をキャッチするアンテナの役割を持っており、受け取った情報は「軸索」と呼ばれるケーブルのような長い突起から別の神経細胞に伝わります。

この情報の伝達において、重要な役割を果たすのが「シナプス」です。あまり脳の仕組みに詳しくない方でも、この言葉は耳にしたことがあるのではないでしょうか？

脳の神経細胞の仕組み

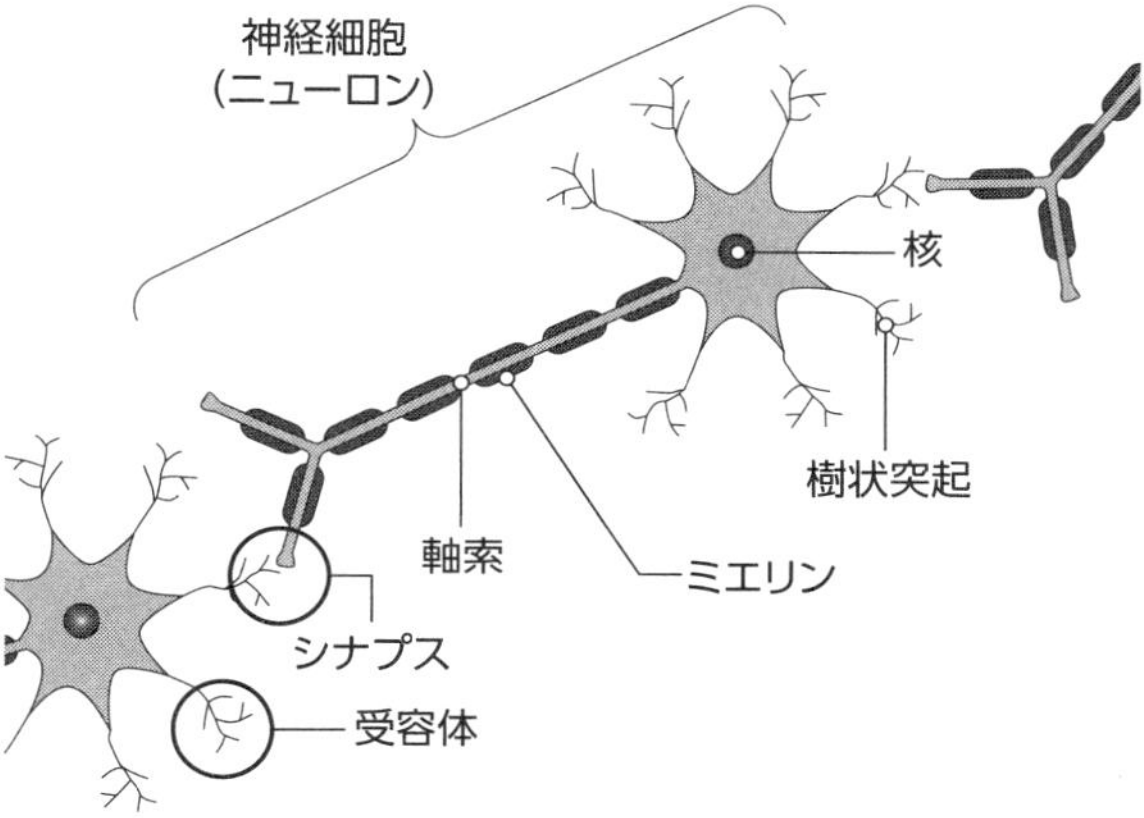

シナプスとは、樹状突起や軸索の末端部分が、そこで神経細胞同士のネットワークをつくる仕組みのことをいいます。

神経細胞の間にはわずかに隙間があるため、電気信号を受け取った神経細胞は、そのままでは信号をほかの神経細胞に送ることができません。

そこで、電気信号を受け取った神経細胞のシナプスでは、神経伝達物質（ドーパミンやセロトニンなどの化学物質）が分泌されます。その神経伝達物質がほかの神経細胞の受容体に結合すると、電気信号が再現されるのです。

つまりシナプスは、神経細胞間のネッ

トワークをつくるための「つなぎ役」だと言うことができます。

シナプスは赤ちゃんが生まれる前からつくられており、さらに誕生後はさまざまな経験や学習、記憶をすることによってどんどん増え続けます。

しかし、60歳くらいからは、シナプスが減少に転じます。一度できたネットワークの接続が切れてしまうわけです。また、シナプスがつくられなかった神経細胞は死んでいくことになります。


このような脳の仕組みからわかるのは、脳というものは後天的にどんどん変化していくということです。学んだことや経験したこと、記憶したことなどによって、脳のネットワークはいかようにも変わります。

ですから、自分の脳の状態について「遺伝子のせい」と考えるのは正しくありません。脳は、遺伝子によって決まるものではないのです。

ボケについても、遺伝的な要因よりも、環境や生活習慣によって発症するかどうかが大きく左右されます。「自分の脳がどうなるかを決めるのは、自分自身」ということを、ここでしっかり頭に入れておきましょう。

脳はどうやって情報を理解するのか

続いて、脳の部位とそれぞれの働きについて見ていきましょう。ちょっと聞き慣れない単語が出てきますが、なぜボケた人の言動がおかしくなってしまうのか、そのメカニズムを理解するうえで大切なポイントですから、次頁の図を見ながらゆっくり読み進めてください。

まず、脳は大きく「大脳」「小脳」「脳幹」に分けられます。

このうち、感覚や思考、言語、記憶などの役割を担うのは大脳で、脳のおよそ80％を占めています。小脳は筋肉運動を制御する役割を担っており、自転車の運転など〝身体で覚える〟ものは小脳が記憶しています。脳幹はいわば〝生命維持装置〟ともいうべき部分で、呼吸、心拍数、血圧などの調整を行っています。

大脳は、脳の外側にシワがある「大脳皮質」、その内側の「大脳辺縁系《だいのうへんえんけい》」、中心部の

脳の構造

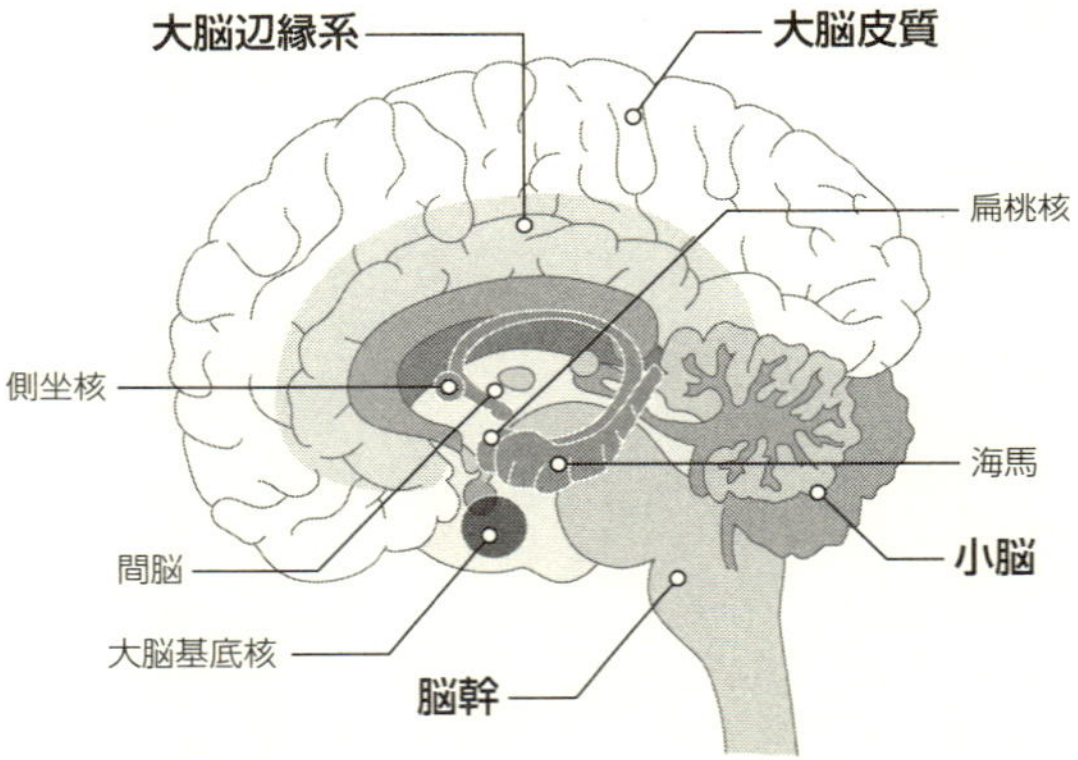

「大脳基底核」と「間脳《かんのう》」で構成されています。

　このうち大脳皮質は人間らしい行動をつかさどる部分で、左頁の図のように、位置によって「前頭葉」「後頭葉《こうとうよう》」「頭頂葉《とうちょうよう》」「側頭葉《そくとうよう》」に分類されます。

　前頭葉はおでこのあたりにあって、思考や判断、創造といった高等な機能を持っています。ほかの動物と比べて最も人間で発達している部分です。後頭葉は文字通り頭の後ろのほうにあり、視覚からの情報を処理する働きを持つ部分です。側頭葉は耳の上のあたりで、記憶を長期保存したり、言葉や音などの情報を理解したりする役割を担っています。頭頂

大脳皮質の働き

場所ごとに役割が異なる

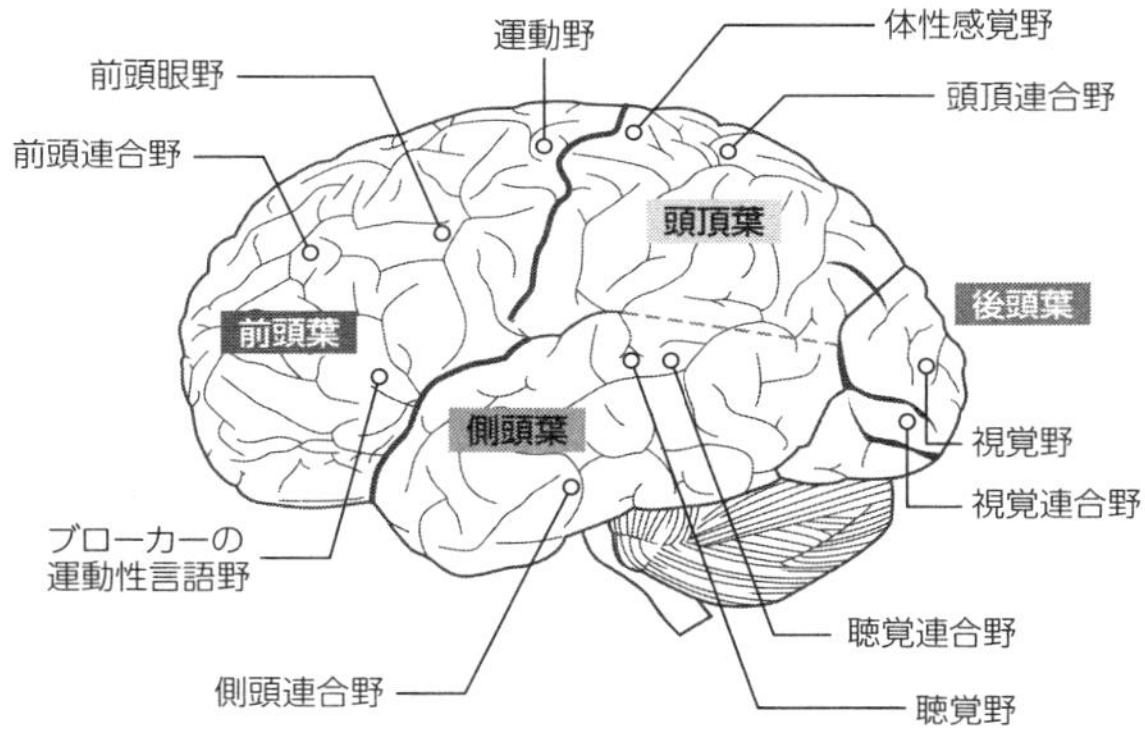

葉は頭のてっぺんのあたりで、身体に受けた刺激を感じたり、刺激を筋肉に送って運動をコントロールしたりする働きがあります。

一方、大脳辺縁系は古皮質《こひしつ》と呼ばれ、本能的な情動をつかさどる部分で、記憶の形成、好き嫌いといった感情の生成、食欲や性欲などを担っており、「海馬」「扁桃核《へんとうかく》」「側坐核」などで構成されています。

脳内の大まかな役割分担を見たところで、こんどは人間らしい行動をつかさどっている大脳皮質について、どのように働いているのかをもう少し詳しく見ていきましょう。

大脳皮質は、機能別に見ると、視覚からの信号を受け取る「視覚野《しかくや》」、聴覚からの信号を受け取る「聴覚野《ちょうかくや》」、触覚からの信号を受け取る「体性感覚野《たいせいかんかくや》」、身体を動かすときの指令を伝える役割を担う「運動野《うんどうや》」、動きや空間を認識する「頭頂連合野《とうちょうれんごうや》」、意味を認識したり記憶を保持したりする「側頭連合野《そくとうれんごうや》」、物事を判断したり思考や学習などをつかさどったりしている「前頭連合野《ぜんとうれんごうや》」などといった領域に分けられます。

これらの領域がどのように働くかを具体例で追ってみます。たとえば、みなさんがサングラスを見たとしましょう。

目の網膜にサングラスの像が映ると、網膜の裏側にある細胞が反応し、色、形、奥行き、方向などの情報に分解して、視覚野に送ります。次に、その情報は頭頂連合野と側頭連合野の2つのルートに分かれて送られます。

頭頂連合野は、視覚や聴覚、触覚などから得られた情報を統合し、動きや空間を認識します。サングラスを見て得られた情報から、サングラスの形を認識するわけです。

側頭連合野も視覚や聴覚、触覚などから得られた情報を統合しますが、こちらではその物体の意味を認識する役割を担います。サングラスを見て得られた情報から、「まぶしさを抑えるために、かけて目元をおおうものだ」ということを認識するのです。

その後、頭頂連合野と側頭連合野で認識された情報は、前頭連合野に向かいます。

前頭連合野は、いわば脳の〝司令塔《しれいとう》〟。集まってきた情報から意味を持った情報をつくり出し、いろいろな連合野から長期記憶を読み出して、照らし合わせを行ったうえで適切な行動を判断し、その行動を取るように運動連合野に信号を送ります。

つまり、前頭連合野は統合された情報をもとに「サングラスをかける」という身体の動きをするよう運動連合野に伝え、その結果として人はサングラスを手に取ってかけることができるわけです。


さて、ここまでご説明してきた一連の流れに、もう少し説明を加えます。次頁の図をご覧ください。

先ほど意味概念をつくる情報のルートについてお話ししましたが、詳しく言うと、情報は嗅内野《きゅうないや》というところを通って扁桃核に行き、そこで情報に対する意味概念や快・不快という感情がつくられます。また、嗅内野から海馬にも情報が流れ、そこでは言葉や

脳での情報の流れ

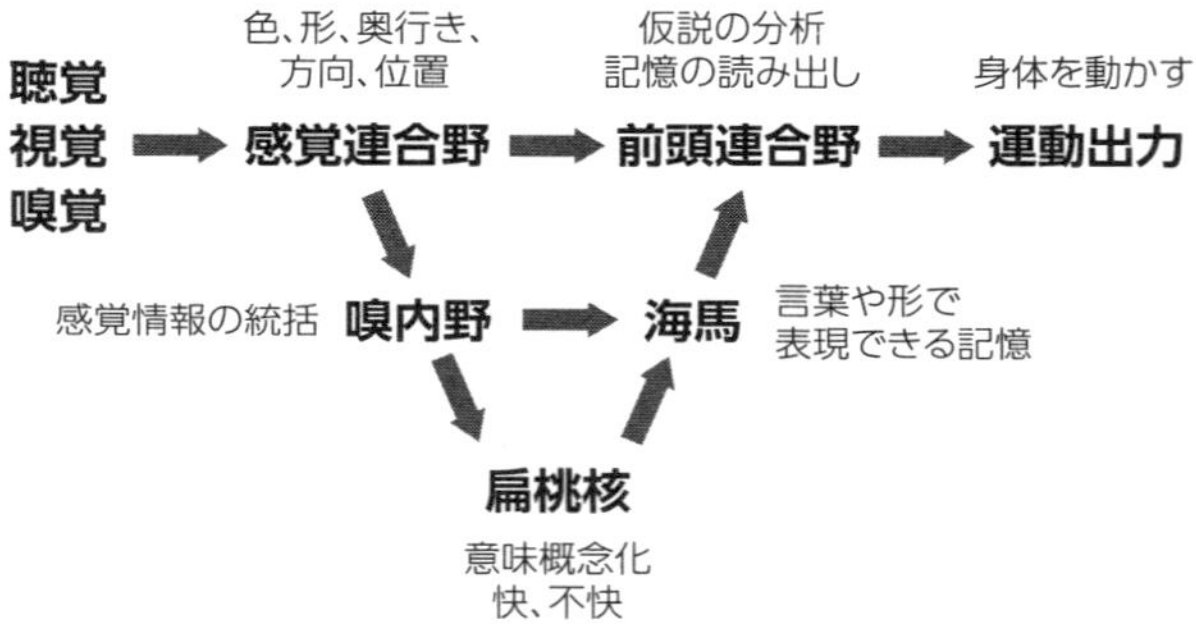

形で表現可能な記憶がつくられます。これらがあって、初めて前頭連合野は情報に対する正しい判断を下せるわけです。

ボケている人の言動がおかしくなる理由

ところが年を取ってボケてくると、初期段階で嗅内野が障害を受けてしまいます。つまり、意味概念や記憶をつくるための情報の流れにおいて、その入り口部分がおかしくなってしまうのです。

すると、まず記憶力があやしくなってきます。さらに進行すると海馬に障害が広がり、記憶障害が起きます。徘徊《はいかい》などの症状が出るのはこの段階です。

そのうちに意味概念をつくるルートも正常に働かなくなります。つまり、何かものを見たり聞いたり触ったりしたときに、その意味を理解することができなくなります。また、会話の最中に相手の言葉を一時記憶して、自分の記憶と照らし合わせることができなくなります。

このように説明していくと、ボケている人の言動がなぜおかしくなるのかが、脳の仕組みからわかってきます。

時に認知症の患者は、自分の排泄物を手で持ってあたりを汚したりすることもありますが、このような行動を取るのは「ものを見てもその意味が理解できない」からなのです。

ちなみに、障害を受けた部位では神経細胞がどんどん減っていきますが、かなり病気が進行しても、わずかに残っている神経細胞はあります。まれに病気が治ったかのように見える言動を示すことがありますが、これは残った神経細胞だけで、うまく情報の伝達を行えることがあるからだと説明することができます。

ボケを発症したある患者さんは、「言葉がボロボロと抜けていくんです」と訴えていました。これは、ものを見て形を認識することはできても、その意味がわからないために名前を当てはめることができなくなってしまうからです。

ボケてくると、脳全体に障害が広がるため、後期まで進行すると、目で見たものの形などを正しく認識することも難しくなります。

インターネットで「アルツハイマー病　画家　自画像」で検索すると、アルツハイマー病を発症した画家が残した自画像が出てきます。最初は自分の顔をしっかり描けていますが、だんだん色がなくなって顔のパーツの形もあやふやになり、最後には目や口がどこにあるのかもわからないモノクロの絵になっています。

この絵を見ると、アルツハイマー病の患者さんがどのように周囲を認識しているかを理解する助けになるのではないかと思います。

喫煙者はタバコを吸わないと、なぜイライラするのか

先にシナプスについてご説明しましたが、シナプスを介して神経回路ができるとき、

「神経伝達物質が出て神経細胞の受容体に結合することで情報が伝わっていく」というお話を覚えているでしょうか。

この伝達物質と受容体は、脳の中で起きていることを理解するうえで大変重要です。ここでは、その一部について具体的にどのような働きをしているのか、ボケとの関連性などを見ていくことにしましょう。

・アセチルコリン

ボケに深く関連する伝達物質として知られているのは、アセチルコリンです。アセチルコリンは記憶学習や睡眠に関係しているのですが、ボケるとアセチルコリンが十分に分泌されなくなってしまいます。記憶学習がしにくくなるだけでなく、うまく情報を伝達できないシナプスは死滅してしまうため、神経細胞も消滅していくことになるのです。

大脳皮質の神経細胞が徐々に少なくなると、神経ネットワークが壊れ、記憶障害、認知機能の障害が発生します。

ちなみに、以前はボケることでアセチルコリンの分泌が少なくなることに着目した薬の開発が活発に行われていました。1980年前後には、そもそもアセチルコリンが不足することこそボケの原因ではないかという考え（コリン仮説）が有力視されており、アセチルコリンの働きを活性化させれば、ボケの進行を抑えられると考えられていたのです。

伝達物質の働きを活性化させたり抑制したりするには、単純に言えば、伝達物質そのものか、あるいは受容体のほうをコントロールすればよいことになります。

素直に考えると、ボケの治療にはアセチルコリンを補充することが有効そうだということになるわけですが、アセチルコリンは脳だけでなく末梢神経でも働くため、補充すると副作用が起きるおそれが大きいという問題がありました。

そこでアメリカでは、アセチルコリンが分解されてしまうことを阻害する薬で臨床試験が行われましたが、肝臓への副作用が強かったためにこの薬は認可されませんでした。

しかしその後、日本で同様の作用を持つ副作用の少ない薬「アリセプト」が開発され、ボケの治療薬として広く使われるようになっています。

もっとも、アリセプトはボケを根治したり進行を止めたりするものではなく、一般には軽度から中程度の認知症の場合に、３カ月〜数カ月程度、進行を遅らせることができるというものです。


なお、アセチルコリンと結合する受容体には、記憶学習や睡眠に関わる「ムスカリン受容体」と、自律神経系や消化器などに関わる「ニコチン受容体」があります。

「ニコチン受容体」は、タバコなどでニコチンを摂取すると、アセチルコリンと間違えて結合してしまいます。このため、喫煙の習慣がある人の場合、アセチルコリンはニコチンが摂取される分だけ分泌されにくくなります。

タバコを吸えないとイライラしたり集中力が低下したりするのは、アセチルコリンが十分に分泌されなくなった状態で、ニコチンも補われないことでドーパミンの分泌が少なくなり、快感が得られなくなることで起こる禁断症状なのです。

・グルタミン酸

もう一つ、ボケ発症の仮説に関する伝達物質が、グルタミン酸です。

グルタミン酸は記憶や学習に関して重要な働きを持っていますが、一方で興奮性の毒があり、神経細胞周辺でグルタミン酸の濃度が高くなると、神経細胞が死んでしまうと考えられています。

グルタミン酸がアルツハイマー病の発症に関わるという考えは「グルタミン酸仮説」と呼ばれており、この仮説に基づいて「メマンチン」という薬が開発されました。

メマンチンは、グルタミン酸の受容体の一つであるＮＭＤＡ受容体の働きを阻害する薬です。グルタミン酸の興奮毒性を抑制し、神経細胞を保護する作用を持っています。中程度〜重度のボケに効くとされていますが、効果には個人差があるようです。

なお、コリン仮説もグルタミン酸仮説もあくまで「仮説」であり、ボケている状態で起きている神経細胞死がどのようなメカニズムによるものなのかは、まだ解明されていません。

脳を若々しく保つには「達成感」が大切

・ドーパミン

ドーパミンは、「快楽物質」とも呼ばれる伝達物質です。黒質という神経細胞の集まりから分泌され、やる気を起こさせたり、快楽を感じさせたりします。

ドーパミンが深く関わっている病気としてよく知られているのは「パーキンソン病」です。パーキンソン病は脳の病気の一つで、発症すると身体の筋肉がこわばったり、手足の震えが止まらなくなったり、うつ状態になったり、軽度の認知症を起こしたりします。

パーキンソン病の患者さんの脳では、黒質の神経細胞が減少してドーパミンの分泌が減っており、これがさまざまな運動障害を引き起こしていると考えられています。

また、統合失調症も、ドーパミンが関わっているのではないかと考えられる病気の一つです。ドーパミンの受容体が過剰に働くために、頭が混乱してまとまりのない会話をしたり、思い込みが生まれたりするのではないかというわけです。

ドーパミンは、脳を活発に動かすために非常に重要な伝達物質であると言えます。

ボケの予防という観点から考えると、やる気をアップさせて脳を活性化させることは大きな意味を持ちますから、ドーパミンがバランスよく分泌されるように心がけたほうがいいでしょう。

ドーパミンを分泌させるには、楽しいことややりがいのあることに取り組み、達成感を味わって、側坐核を活性化させることが大切です。

なお、違法ドラッグと呼ばれるものの多くは、ドーパミンとその受容体の働きに深く関わる作用を持っています。

たとえば覚醒剤と呼ばれるアンフェタミンは、ドーパミンとよく似た分子構造を持っており、摂取するとドーパミンが大量に分泌されたのと同じ状態になります。

さらにアンフェタミンにはドーパミンの分泌を促す働きもあるので、その効果は強烈です。

アンフェタミンは強い多幸感を味わえるため、理性ではなかなかやめられなくなってしまうのがおそろしいところです。

使用をやめると、ドーパミンがアンフェタミンなしには出にくくなっているため、反動として気分の落ち込みや不快感を味わうことになりますし、続けて使っていると幻聴や幻覚といった症状が現れることもあります。

このように仕組みを知っておくと、その怖さが深く理解できるでしょう。

・ノルアドレナリン

ノルアドレナリンは、青斑核《せいはんかく》というストレスや不安に関わる神経核にある神経細胞から分泌される伝達物質です。〝怒りと覚醒《かくせい》のホルモン〟とも呼ばれ、覚醒、記憶力、集中力などを高める役割を持っています。

ノルアドレナリンは、強いストレスを感じたときに過剰に分泌されることがわかっており、自律神経失調症や胃潰瘍、下痢などを引き起こすこともあるとされています。

青斑核はボケ発症のメカニズムを考えるうえでカギになる部分なのですが、これについては後ほど改めてご説明します。

年を取ると、なぜ物覚えが悪くなるのか

さて、ここからは、年を取ると脳がどのように老化していくのかを見ていきたいと思います。

加齢に伴って記憶力が衰えたり物覚えが悪くなったりするというのは、みなさんもご家族や周囲の高齢者の方などの様子から実感されたことがあるでしょう。

もしかすると、みなさんも「最近ちょっと記憶力が……」と気にされているかもしれません。

しかし、年を取ると、なぜ記憶力が落ちてしまうのでしょうか?

一般に、70歳をすぎると、短期記憶をつくる力は急速に衰えます（左頁の上の図）。短期記憶とは、電話をかけるときに番号を覚えるような一時的な記憶のことです。何か別のことに注意が向けば、短期記憶はすぐに消えてしまいます。

また、長期記憶をつくる力も70歳ごろを境に衰えます（中の図）。長期記憶とは文字通り、昔の思い出や自分の住所などのように、ずっと脳の中に残っている記憶のことをいいます。

記憶・語彙と年齢の関係

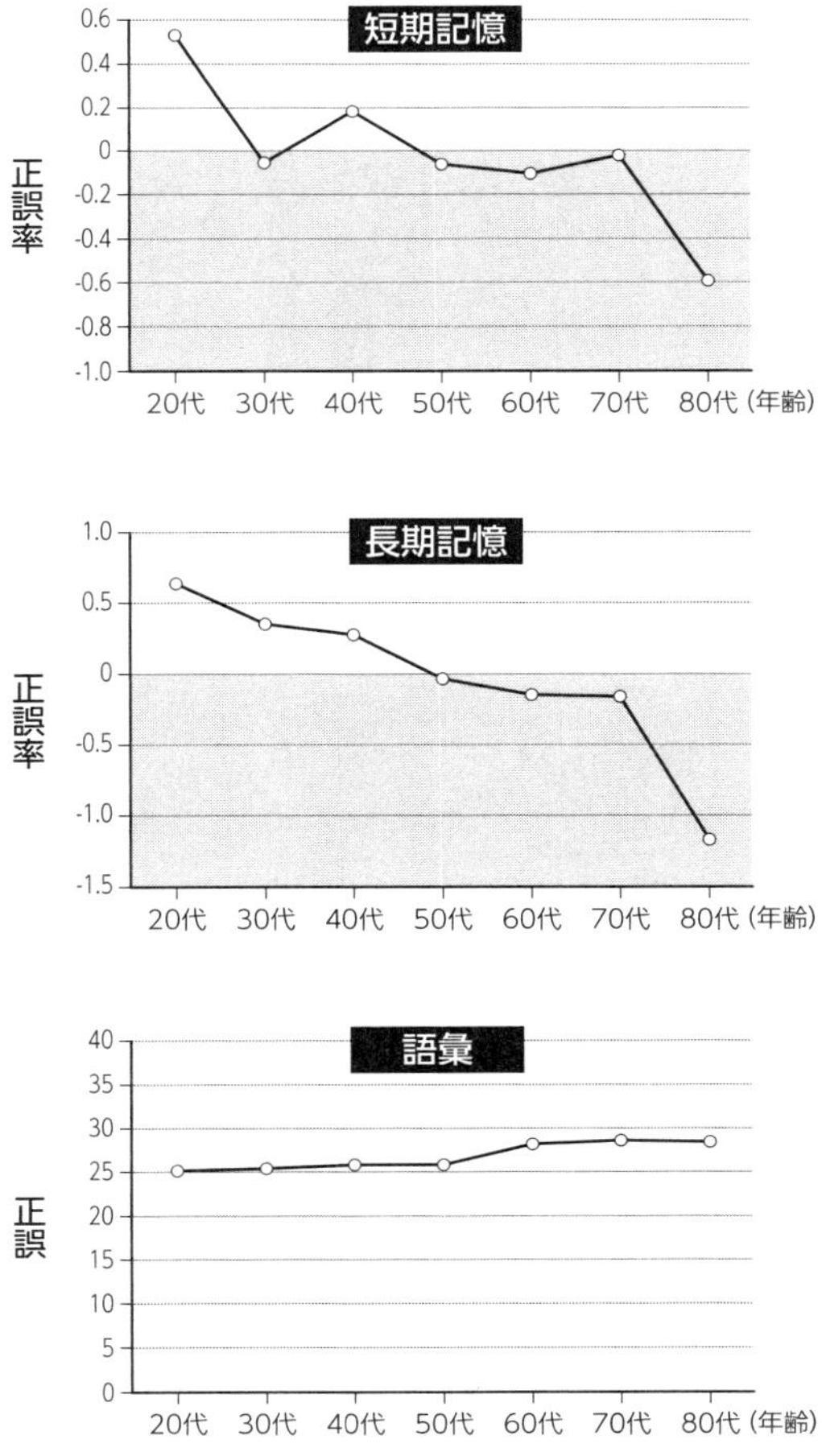

Neuron, Vol. 44, 195-208, 2004, Copyright ©2004 by Cell Press

一方、語彙に関しては70歳、80歳と年を重ねてもあまり変化がありません（下の図）。短期記憶と長期記憶をつくる力が加齢によって衰える理由は、脳の老化の進み方を見るとよくわかります。

通常、脳の老化は前頭前野から始まります。

前頭前野には、神経細胞の細胞体が集まった「灰白質《はいはくしつ》」という部分と、そこから伸びる神経線維が集まっている「白質」という部分があります。この白質は加齢とともに薄くなっていくことがわかっているのですが、これには第1章で少しご説明したミエリンの減少を伴います。

神経細胞の間で信号を伝え合う軸索の被膜部分がなくなることで、信号がうまく伝わらなくなり、神経細胞が死んでいってしまうわけです。

このような白質の変化が起きるのは、加齢によって脳の血流が落ちることが原因だと見られています。

前頭前野は短期記憶をつくることに関わる部位ですから、萎縮が生じて障害が起きれば当然、短期記憶がつくりにくくなります。つまり、高齢者が「物忘れ」をするようになる理由は、前頭前野に加齢とともに起きる変化によって説明できるのです。

一方、年を取ると、海馬にも老化が起きます。正確に言うと、海馬の入り口にある「嗅内野」から障害が発生し始めて、海馬に広がっていくのです。

海馬は記憶をつかさどる部位としてよく知られており、数週間から数カ月にわたって記憶を保持し、その後、一生残るような長期記憶をつくる役割を持っています。ちなみに、海馬でつくられた長期記憶を保持するのは、先に見た大脳皮質の側頭連合野です。

嗅内野や海馬に障害が生じるのは、おそらく先に加齢に伴う前頭前野の障害があり、短期記憶がつくりにくくなることに端を発しているのではないかと思います。脳機能というものは、基本的に「どこかがダメになったら他の部分で補う」という性質を持っていますから、前頭前野の代わりに嗅内野と海馬が働き、無理を重ねるうちに嗅内野と海馬にも障害が発生してしまうということは十分に考えられます。

こうして海馬に障害が生じると、長期記憶もつくりにくくなっていきます。

正常な老化はこのように前頭前野から広がって海馬にもおよび、次第に進んでいきます。年を取れば物忘れをするようになり、さらに長期記憶もちょっとあやしくなってくるのはごく自然なことなのです。

一方、障害が海馬のほうから始まって広がるケースもあります。これは正常な老化とは異なり、ボケの症状へと進んでいきます。

ボケかけのとき脳内で何が起きているか

さて、いよいよボケについてご説明していきましょう。

ボケ（認知症）の多くを占めるアルツハイマー病は、脳に萎縮があり、「神経原線維変化」と「老人斑《ろうじんはん》」が見られる認知症のことだと定義されています。

神経原線維変化というのは、神経細胞の内側にできるもので、「τ《タウ》タンパク質」が「悪いτタンパク」になることで生じます。これは糸くずのような繊維状の塊です。

一方、老人斑というのは「β《ベータ》アミロイド」というタンパク質が、神経細胞の外側に蓄積してつくられます。

神経原線維変化も老人斑も、わかりやすく言えば、脳の中にできたタンパク質のゴミのようなものです。

どちらもアルツハイマー病でしか発生しないというものではなく、また発生したからといって、すぐにボケるわけではありませんが、神経原線維変化や老人斑によって神経細胞が死んでしまうことで認知障害が起こるのが、アルツハイマー病の原因だと考えられています。

アルツハイマー病の原因が神経原線維変化と老人斑のどちらにあるのかというのは、長年にわたって議論が続いている問題で、まだ解明はされていません。

これについては後ほど改めて触れますが、ここではまず、近年より重要なファクターとして注目されつつある神経原線維変化について見ていきます。

前項の最後に「障害が前頭前野ではなく海馬のほうから始まって広がるケースはボケの症状」とご説明しましたが、アルツハイマー病では、神経原線維変化が最初に嗅内野に、続いて海馬に現れます。

嗅内野に神経原線維変化が生じても、まだ認知機能は正常に保たれています。しかし海馬から大脳辺縁系へと神経原線維変化が広がって、それぞれの部位に障害が生じると、日々の出来事の前後関係がわからなくなったり、海馬に一時的に保存した記憶を引き出すことができなくなったりします。

さらに神経原線維変化が大脳新皮質へと広がれば、情報を分析・判断したり、長期記憶を保存したりする部分にも障害が生じます。ここまで進んだ方は、明確にアルツハイマー病と診断される段階にあると言えます。

神経原線維変化がなぜ起きるのかは解明されていませんが、いくつかわかっていることがあります。

まず、神経原線維変化の前段階である悪いτタンパク質は、嗅内野の手前の青斑核という部分に最初に溜《た》まるということです。3歳児の脳の青斑核にも悪いτタンパク質は見つかっており、20歳くらいの人でも半数には見られるといいます。

青斑核はストレスや不安に関わる神経核で、ここにある神経細胞からは、ノルアドレナリンという怒りをもたらす伝達物質が分泌されることがよく知られています。

このことから推察できるのは、悪いτタンパク質は、ストレスや不安に耐えた結果として溜まるものではないか――つまり、青斑核の機能を落とすことで、ストレスに対する怒りなどの反応を抑えるという仕組みになっているのではないかということです。

人間がストレスのある状況にも徐々に慣れることができる理由も、この仕組みから説明することが可能です。

このような仕組みをふまえると、神経原線維変化を起こさないようにするには、ストレスを受けないようにしたほうがよいと言えるかもしれません。

近年では、「ある神経細胞に悪いτタンパク質が溜まると、近くの神経細胞にも悪いτタンパク質が広がって神経原線維変化が広がる」という説もあります。この説に基づけば、ストレスによって生じた悪いτタンパク質が青斑核に溜まり、それが嗅内野、海馬へと影響が広がっていく、ということになります。

ストレスや不安をすべて避けることはもちろんできません。

しかし少なくとも、ボケ予防という観点では、脳には過度なストレスを与えないほうがよいということが言えると思います。

ボケの土台は20代後半ですでにできている

ここまでお読みになって、「嗅内野というところに神経原線維変化が生じるとボケる」と早合点した方もいらっしゃるかもしれません。

しかし、神経原線維変化というのは誰にでも現れるものであり、嗅内野にできることは、正常な老化だと言えます。

左頁の図は、加齢に伴う神経原線維変化の広がりについて、ドイツの解剖学者であるブラーク博士らが３５０８人を対象にして調べたものです。嗅内野に神経原線維変化が生じる「ブラークステージⅠ、Ⅱ」の段階には、30代前半で約2割、60代前半なら約6割、75歳では約7割の人が達していることがわかります。なお、神経原線維変化がさらに広がってボケを発症する段階にある「ブラークステージⅢ、Ⅵ」の人は75歳で約2割いますから、両方を合わせると、75歳では9割の人の嗅内野に神経原線維変化があるということです。

加齢に伴い、神経原線維はどのように変化しているか

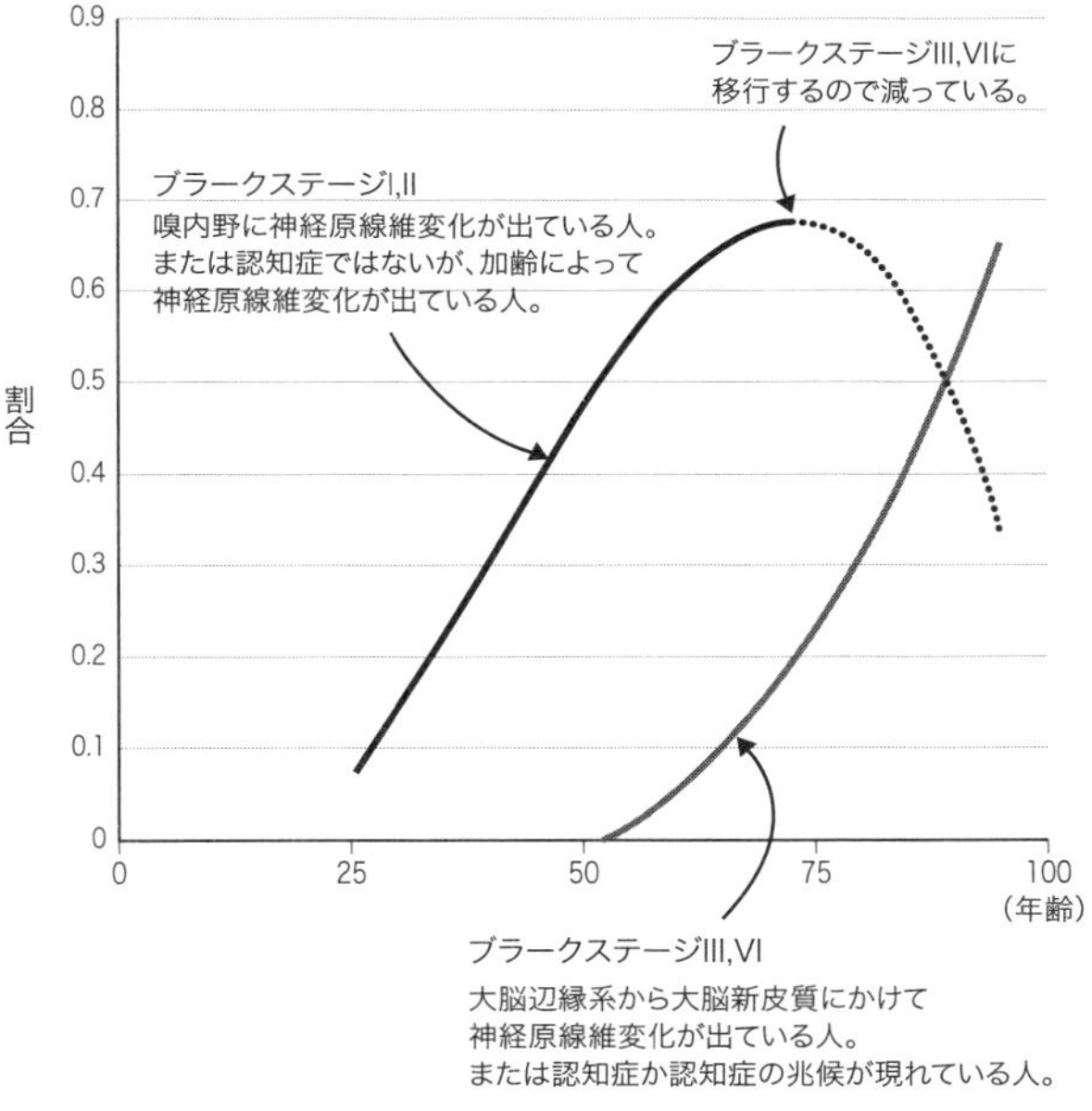
0.9
0.8
0.7
0.6
0.5
0.4
0.3
0.2
0.1
0
割合
0
25
50
75
100
(年齢)
ブラークステージIII,VIに
移行するので減っている。
ブラークステージI,II
嗅内野に神経原線維変化が出ている人。
または認知症ではないが、加齢によって
神経原線維変化が出ている人。
ブラークステージIII,VI
大脳辺縁系から大脳新皮質にかけて
神経原線維変化が出ている人。
または認知症か認知症の兆候が現れている人。

では何がボケを発症するか否かを分けるかと言えば、それは「神経原線維変化が起きるかどうか」に加え、「起きてしまった神経原線維変化が広がるかどうか」だと言えます。

上の図をもう一度、見てみましょう。30代前半では2割の人の嗅内野に神経原線維変化が起きており、75歳でボケを発症する段階まで神経原線維変化が広がっている人も約2割です。

つまり、最初に嗅内野に神経原線維変化が生じてからボケを発症するまで、約50年の時間がかかると考えることができます。

すなわち、神経原線維変化が現れ始める年齢をなるべく先に延ばすことができれば、それだけボケの発症を遅らせることができるのです。

50歳で神経原線維変化が生じ始めた人が、ボケを発症するのは100歳近いということになるはずで、これなら老後を十分にいきいきと過ごせるはずです。

ひとたび嗅内野に神経原線維変化が生じてしまったら、それができるだけ広がっていかないよう、脳の老化を少しでも食い止めることが重要になります。

脳がゴミだらけでも、ボケない人もいる

神経原線維変化の広がりとボケ症状の出方については、一つ、非常に興味深い話があります。

前項で見たように、嗅内野だけに神経原線維変化が起きている人は「ブラークステージI、II」、海馬や大脳辺縁系、大脳新皮質へと広がっている人は「ブラークステージ

Ⅲ、Ⅵ」と分類されます。

「ブラークステージⅠ、Ⅱ」では、少し記憶があやしいといったことは起こりえますが、まだボケていると診断されるような段階ではありません。多少の問題があるとしても、50代以上の方なら「年齢相応ですね」と言われる程度のものにとどまります。

一方、「ブラークステージⅢ、Ⅵ」はボケているかどうか疑わしい段階から、かなり症状が進んだ段階までを含むのですが、実は神経原線維変化の広がり方で「ブラークステージⅢ」とされる人を見ると、「疑わしい人」から「中程度」まで、症状の程度が3段階ほどに分かれるのです。

つまり、同じくらいの神経原線維変化が起きている人の間で、症状の出方に大きな差があるということになります。

これは、先にもご説明した「他の部分がダメになるとそれを補おうとする」という脳の基本的な仕組みがあるからです。

老化に伴う前頭前野の萎縮が少ない人であれば、たとえ海馬や大脳辺縁系に神経原線維維変化が広がってその部分の機能が落ちてしまっても、前頭前野の働きによって補うことができ、ボケの症状はあまり深刻にならないこともあるというわけです。

アルツハイマー病の研究者が注目する「ナン・スタディ」という研究があります。

この研究は、アメリカのデヴィッド・スノウドン博士がノートルダム修道女会の協力を得て、1986年から修道女の加齢とアルツハイマー病の予備調査を始めたところからスタートしたもので、現在も継続して調査が行われています。

当初の調査に75歳から106歳、平均年齢83歳の678人が参加するなど、その規模は大きく、また調査は広範囲に行われています。年1回の身体能力と精神能力の検査を受けることに加え、個人の医療記録や生活記録なども提供されています。さらに、参加している修道女たちは、死後の脳の解剖提供にも同意しています。

ナン・スタディで特に注目されたのは、101歳で亡くなったシスター・メアリーの脳です。

彼女には認知症の症状はまったくなく、知能テストで高得点を取っており、100歳になってもしっかり生活を維持していました。

ところが死後に脳を解剖したところ、重量が通常の70％ほどになるくらい脳が萎縮しており、多くの神経原線維変化と老人斑も見つかったのです。彼女の脳は、アルツハイマー病を発症して当たり前と言える状態でした。

なぜ、シスター・メアリーはアルツハイマー病を発症しなかったのでしょうか？

彼女は19歳から84歳まで数学教師をしていました。おそらく、機能が衰えてしまった部分をカバーするのに十分なほど、前頭前野が発達していたのではないかと思います。

もちろん、修道女として質素で規則正しい生活を送っていたことも、脳の老化を遅らせ、脳機能の維持に役立ったはずです。

お話を整理しておきましょう。

神経原線維変化は、多くの人の脳にごく普通に起きるものであり、脳内で広がればボケを発症してもおかしくない状態になりますが、広がり具合だけで症状が決まるわけではありません。

神経原線維変化が同じくらいに脳内に広がった２人の人を比べたとして、一方はボケているると診断されないのに、もう1人はかなりボケが進行しているとされることもあるわけです。

このような差が生じるのは、神経原線維変化が起きてしまった部分の脳機能を、脳の他の部分がカバーできるかどうかによります。そして、その際に特に重要なポイントになるのが前頭前野ということです。

前項でお話ししたことと合わせて考えると、ボケを予防するには「神経原線維変化ができるのを遅らせること」「神経原線維変化が生じてしまったらそれが広がるのを遅らせること」「前頭前野の老化を防ぐこと」が重要だと言えます。

自分の脳の状態は調べられるか

「神経原線維変化が生じてしまったら……」とお話ししましたが、自分の脳の中で神経原線維変化が生じているのか、どの程度広がっているのかといったことは、通常、病院の診断で確認することはありません。

先にも見たように、アルツハイマー病は脳に萎縮があり、神経原線維変化と老人斑が見られる認知症のことをいいます。

「神経原線維変化について調べずに、診断ができるの？」と疑問に思われるかもしれませんが、かつては死後に脳を解剖して調べなければ、こうした変化が起きているかどうかを知ることができなかったのです。

近年では、神経原線維変化の有無やどの程度広がっているかをPET（陽電子放射断層撮影法）で調べることが技術的に可能になっています。しかし、まだ一般の方がPETで検査を受けられる段階には至っていません。

読者のみなさんの中には、「心配だから一度調べてみたい」と考える方もいらっしゃるかもしれません。

しかし、仮に検査を受けて神経原線維変化が起きていることがわかったとしても、その進行を止める薬はまだないので、現時点ではあまり意味はないと考えたほうがいいでしょう。

ですから、予防という観点では、「記憶がちょっとあやしくなってきた」という人に、積極的に神経原線維変化の広がりを防ぐような予防策を講じていただきたいのはもちろん、「まだまだ何の問題もない」という人にも、「神経原線維変化が生じるのを遅らせよう」と考えて、予防に力を入れていただきたいと思います。

ちなみに認知症かどうかは、基本的に心理テストの結果から診断します。

認知症は「2つ以上の知的機能が障害を受けている状態」を指すので、記憶障害があるかどうか、判断力に問題があるかどうかといったことなどを確認します。「記憶障害が見られるけれど、ほかは大丈夫」というケースや、「記憶力、判断力が少し衰えているけれど、問題があるとまでは言えない」というケースなど、一つの知的機能が障害を受けている場合、あるいは2つの知的機能に多少問題はあるが支障をきたしているというほどではないという場合は、「グレーゾーン」とされます。

認知症の診断では、心理テストに加え、MRIで脳の画像を撮って、萎縮があるかどうかをチェックする場合もあります。

しかし認知症だからといって、必ず脳の萎縮が見られるわけではありません。MRIは診断の参考になる程度と考えたほうがよいでしょう。

第3章
物忘れが多すぎる人はボケ予備軍

物忘れをする人は、すでに脳の老化が始まっている

年を取ると、誰しも「最近ちょっと物忘れが多いな」などと感じることがあるでしょう。「このままではボケるかも……」と不安に思う方もいらっしゃるかもしれません。

また、周囲の人を見ていて「この人はもしかしたらボケが始まっているのでは!?」と心配になることもあると思います。

そこで本章では、どのような状態になったら「ボケ予備軍」と言えるのかを見極めるためのポイントを見ていきたいと思います。

最初に押さえておきたいのは「物忘れ」についてです。

年を取るとよく、「人名が出てこない」といった物忘れをしがちです。みなさんの中にも、「あれ、この人の名前はなんだったかな……」と焦った経験をお持ちの方がいらっしゃるでしょう。

人の名前を忘れることは年代を問わず起こりえますが、忘れ方によっては注意が必要です。

「あれ、前に一度会ったことがあるはずだけれど、誰だったかな……」という忘れ方の場合は、そもそも確かな記憶がつくられていないために思い出せないと考えられます。このような忘れ方であれば、気にする必要はありません。

しかし「一緒に働いている職場の仲間の名前が出てこない」「テレビでよく見る有名な俳優の名前が思い出せない」といったように、「普通に考えれば忘れるはずがないこと」を忘れるようになったら、脳の老化による物忘れが始まっているサインだと言えます。

ちなみに、このような忘れ方をするときは前頭葉が非常に活発に働いており、何とか思い出せない名前を記憶の中から探そうとしています。

しかし、老化した脳では前頭葉の活動部位が広がって広範囲に活性化する傾向があり、そのためにネットワークの混線が起きて、適切に思い出すことができなくなるのです。混線が収まれば——つまり、少し時間を置けば、「そういえば……」と思い出せることが多いので、「どうしよう、思い出せない」と焦らないほうがいいと思います。

物忘れをするようになったからといって、認知症と診断されるわけではありません。もし病院に行ったら、「良性の健忘で、病気による記憶障害とは違いますから大丈夫ですよ」と言われることでしょう。

では物忘れをするようになっても心配しなくていいのかと言えば、残念ながらそうではありません。脳の老化は始まっているわけですから、その分だけボケの発症へと進んでいると考えられます。

同じ50歳の人でも、「物忘れがあまりない」という人と「最近、物忘れが多い」という人とを比べれば、物忘れが多い人のほうが確実にボケに近づいているのです。なおかつ物忘れは、いったん始まれば、少しずつ悪化していくのです。

昨日読んだ本の内容が思い出せないのはボケ予備軍

「昨日、途中まで読んだ本の続きを読もうとしたのに、すでに読んだ部分の内容が思い出せない」「昨日観た映画、どんなストーリーだったかな」……こんな忘れ方をするようになると、単なる物忘れよりも、ちょっと深刻です。

1日経っただけで本の内容や映画が思い出せなくなるのは、海馬に障害が発生していることが原因だと考えられるからです。

すでにご説明したとおり、海馬は記憶を担う部分で、一時的な記憶を保存する役割があります。一時的な記憶は海馬で整理され、大脳新皮質のさまざまな連合野に長期記憶として保存されて、その後、必要なときに海馬を通じて引き出されるようになります。

昔観た映画や、読みかけのまま放っておいてしまった本の内容が思い出せなくなるのは、ごく自然なことです。しっかりした長期記憶にできていなかった可能性がありますし、時間が経てば、うまく引き出せなくなることもあるからです。

しかし、前日に観たり読んだりしたはずのものが思い出せないのは、海馬に一時的な記憶として残すことができなくなっていることを意味しており、海馬の働きが低下していると考えなくてはなりません。嗅内野から海馬へと障害が広がっている可能性があると言えそうです。

なお、ボケを発症すると、数分前や数時間前の出来事も忘れてしまうほどの記憶障害が起きます。

このとき、「朝食で何を食べたか思い出せない」というような忘れ方ではなく、「朝食を食べたかどうかがわからない」というように、出来事そのものを忘れるのが特徴です。

これは海馬の神経細胞が死滅して、一時的な記憶がつくれなくなるために起きる障害だと考えられます。

高学歴の人がボケると進行が速い

新聞や本を読む習慣がある方の場合、「どうも最近、読んでも内容が頭に入らなくなってきた」ということが起きるかもしれません。

このような症状は周囲が気づくことはあまりなく、本人が最初に「おかしいな」と感じるケースが多いでしょう。

読んだものの内容が頭に入らないのは、物事への関心や意欲が薄れてしまっている状態と考えられます。もしかすると、うつ状態になっているかもしれません。

高齢になってからうつ病を発症すると、老人性のうつ病という診断を受けることがあ

ります が、先にも少し触れたとおり、うつ病とボケは関連があることに注意が必要です。うつ状態になったのはボケの初期段階である可能性があるほか、うつ病そのものがボケの危険因子になることも考えられます。

なお、新聞や本を読む習慣がある人は、教育歴が高めであるケースも多いと思いますが、教育歴の高い人がひとたびボケを発症すると、進行が速い傾向があるので注意が必要です。

これは、教育歴が高い人は神経原線維変化が脳内に広がってもボケを発症しにくいからだと考えられます。

先に見たナン・スタディのシスター・メアリーのように、脳がボケを発症してもおかしくない状態になっても、残った脳機能が失われた機能をカバーする力がある限りは、発症には至りません。

しかし、このような状態にある人がボケを発症した場合、脳内はすでに神経原線維変化が限界まで起きている状態にありますから、堰《せき》を切ったように病状が進行してしまうおそれがあるのです。

新しいことを覚えられないのはボケの前兆

「年を取って、なかなか新しいことを覚えられなくなった」と感じている人も、注意が必要です。

若いころは、新しいパソコンのソフトや新型携帯電話の操作法などを身につけようとする場合、あっという間に覚えてしまうものでしょう。

しかしながら高齢になると、何でもすぐに吸収するというわけにはいかないものです。覚えが悪いのは、ある程度は仕方がない面もあります。

しかし、たとえば「新しく電化製品を買ったが、何度も繰り返し使い方を教わっても覚えられない」といった状態になったり、「なかなか覚えられなくて面倒だから、もういいや」とあきらめてしまうようになると、これはちょっと問題があるかもしれません。

記憶の仕組みは、新しい経験を覚える「記銘《きめい》」、記銘したことを保存する「保持」、保存した記憶を再生する「想起《そうき》」という3つのステップに分けて考えることができます。

そして、ボケてきて、最初に衰えるのは「記銘」です。

人の名前や機器の操作方法など、いままで普通に覚えられた新しいことが覚えられなくなったとすれば、それはボケの前兆かもしれません。また、覚えられなかったときに「もういいや」とあきらめてしまうのは「意欲の減退」と見ることもでき、後にボケが発症する可能性を示唆する一つのポイントです。

道順がわからなくなったら、ボケの一歩手前

よく通っている場所なのに、「あれ、この道でよかったかな……」などと迷ったり、電車を降りて「どっちに向かえばよかったんだっけ？」と思ったりすることがあったら、ボケと診断される一歩手前の状態まできている可能性があります。

場所に関する記憶を引き出して正しい道順を進むには、海馬の働きが必要です。通常、私たちはよく行く場所への道の様子を頭の中で思い浮かべることができ、「ここを曲がるとこんな情景が見える」ということを思い出しながら先に進んでいきます。

ところが、海馬が障害を受けて機能が落ちると、いままでごく自然にやっていた「道

の様子を思い浮かべる」ということができなくなって、道順もわからなくなってしまうのです。

同じ物を買ってしまうのは危険信号

日用品などを買う際、買ったばかりの物をもう一度うっかり買ってしまうことがあります。たとえば、歯磨き粉を買って帰って洗面所の棚にしまおうとしたら、そこに買ったばかりの歯磨き粉が入っていたりするのです。

このようなことが起きると、「自分で買ったのに忘れるなんて、どうかしている」「私はもしかしてボケが始まっているのではないか？」などと不安に思うかもしれません。

確かに、このようなことが頻発するのであればちょっと心配です。

しかし、最初に歯磨き粉を買うときにぼんやりしていて注意力が散漫になっていれば、「買ったことを忘れてもう一度同じ物を買う」ということ自体はごく普通に起こりえます。たまたま買い物でミスをしたという程度のことなら、深刻にとらえる必要はないでしょう。

もっともボケの症状として、「買い物で同じ物をいくつも買う」という症状が現れることがよくあるのも確かです。

つまり、「うっかり」ではすまされないほど何度も同じ物を買ってきたり、不必要な物を大量に買ってきたりして「棚に同じ物がたくさん並んでいる」というような状態になっているのであれば、それはボケの発症を疑う必要があるということです。

たとえば実家に帰省したときに冷蔵庫を開けてみて、野菜や卵、牛乳など日持ちしない食品がいくつも並んでいたら、要注意です。

なお、ボケてきて買い物のしかたがおかしくなる場合、本人は気がつかないことが多いようです。

自分で気がついて「私はおかしいかも」などと心配できる状態なら、まだ大丈夫である可能性が高いので、経過を注視しながら様子を見ても大丈夫でしょう。

時間や日付の感覚があやしくなるのはボケの代表的な症状

曜日を間違う、いまが何年何月何日なのかがわからなくなるといったように、時間や日付の感覚があやしくなってきたら、それは「見当識障害」かもしれません。

見当識とは、日付、時刻、季節、自分がいる場所、自分と他者との関係など、基本的な状況の認識のことをいいます。

見当識に障害が発生すると、「土曜日なのに日曜日だと思い込む」「予定があるのに、それに合わせて準備ができない」「約束した時間を守れない」といったような問題が発生するのですが、通常は本人に自覚がありません。

最初は日常生活に大きな支障はありませんが、見当識障害が悪化すると、夜中に出かけようとしたり、自分のいる場所がどこなのかがわからなくなって迷子になったり、自分の子どもを他人だと思い込んだりするようになることもあります。

見当識障害が出始めたばかりの段階では、周囲も「もう高齢だからこれくらいは仕方ないのかもしれない」と考えがちです。本人も「自分にはどこも悪いところはない」と思っていますから、ボケが始まっているとなかなか気づかないこともあります。

しかし、見当識障害というのはボケの代表的な症状で、ボケを発症しているかどうかを判断する際の重要なポイントでもあります。周囲の人が「どうも時間や場所の感覚があやしくなってきたようだ」と感じることがあれば、やはり病院に連れて行ったほうがいいでしょう。

服装を気にしなくなるのは脳の老化が進んでいるサイン

若いころから身だしなみに気を遣っていつもおしゃれにしていた人が、年を取ると服装にあまりこだわらなくなり、ちょっとだらしない格好でも外に出るようになってくることがあります。

「年を取ったらいつまでもおしゃれに気を遣ってはいられないだろうし、そう珍しいことではないだろう」と思われるかもしれませんが、実はこれは脳の老化が進んでいるサインだと考えられますから、注意が必要です。

もともと服装に無頓着だった人なら、多少だらしない格好をしているからといって、心配することはありません。

しかし、これまできちんとした身なりをしていた人が「あれっ？」という格好をしていたら、前頭葉の働きが悪くなることで、社会との関わり方について正しい判断ができなくなったためではないかと考えられます。

「だらしなくなったな」という程度を超え、毎日同じ服を着ていたり、汚れた服をかまわず着たり、明らかにおかしな組み合わせの服装で出かけたりするようになれば、認知症と診断されるレベルと言えます。

髪をとかさなくなったり歯磨きをしなくなったり、女性であれば化粧をしなくなったりするのも、ボケ発症のサインかもしれません。

症状がさらに進めば、服の表裏や上下がわからなくなり、うまく服を着られなくなります。これは「着衣失行《ちゃくいしっこう》」といい、中期に現れるボケ症状とされています。

このような変化は、本人が気づくことはありません。周囲が「最近、服装がおかしいな」などと気づいたら、一緒に病院に行ってみたほうがいいでしょう。

おつりが計算できなくなるのはボケの初期症状

ボケの初期症状の一つに、「簡単な計算ができなくなる」というものがあります。わかりやすいのは、買い物の場面です。

たとえば、レジで「お会計は472円です」と言われたら、普通は「百円玉を4枚と五十円玉を1枚、十円玉を2枚、一円玉を2枚出せばいいな」とすぐ判断できます。これは簡単な計算がぱっとできているからです。

また、支払う金額が3400円で、財布の中に五千円札と百円玉が4枚あったら、5400円を出して2000円のおつりをもらうといった場面はよくあるでしょう。これも、瞬時に簡単な計算をすることができるからこそ、「百円玉も出して切りのいいおつりをもらおう」と判断できるわけです。

しかし、ボケてきて簡単な計算ができなくなると、買い物のときに「支払いのためにいくら出すのが適切か」も判断できなくなります。このため、いつも千円札や五千円札、一万円札だけを出すようになり、使わなくなった小銭が財布の中にどんどん貯《た》まっていくといったことが起きるのです。

簡単な計算ができなくなっても、買い物に出かけて支払いをすませることはできます。

このため、この段階では周囲の人が異常に気づかないことも少なくありません。

しかし症状が進めば、おつりをもらい忘れたり、同じ物をたくさん買ったりするようになり、お金を払わずにお店から物を持ってきてしまうこともあります。早めに気づいてケアできるようにしたいところです。

1キロ歩いて疲れるようだと脳の老化が急速に進む

最後にもう一つ、体力についても注意点を挙げておきましょう。

年を取るとどうしても疲れやすくなり、長く歩くことができなくなるものです。

体力が衰えていくのはある程度は仕方ないと言えますが、「疲れるから」と歩くことを避けるようになると、心肺機能が衰え、脳の血流が落ちて、老化を促進することになりかねません。

脳の老化が進むと意欲もわかなくなり、頑張って体力を維持しようという気持ちにもなりにくく、さらに歩かなくなって心肺機能が落ちて……という悪循環に陥ることも考えられます。

「最近、めっきり歩けなくなった」という人は、すでに悪循環に陥っている可能性もありますから、注意が必要でしょう。

年を取ったら、ある程度努力しなければ若々しさを保つことはできません。

目安として、少なくとも1キロ程度は、無理なく歩けるくらいの体力を維持したいところです。1キロ歩いて疲れてしまうようだと、心肺機能もかなり低下していると考えられ、急速に脳の老化が進んでしまうおそれがあります。

第4章 認知症になる心理と習慣

100歳になっても元気な人に共通していること

ここまでに、ボケるリスクを上げる要因にはどんなものがあるのか、脳の仕組みとボケ発症のメカニズム、そして「もしかして最近ボケてきたかも……」というときに注意すべきポイントを見てきました。

第4章では、認知症になる心理と習慣についてお話ししながら、ボケ予防にはどのような生活習慣を身につけるべきなのか、あるいはどのような習慣をやめるべきなのかを押さえていきたいと思います。

まずは5つの研究を見ながら、それぞれの研究結果から言える「ボケない生き方」がどのようなものなのかを概観してみましょう。

さて、一つめに取り上げる研究は「百寿者」に関するものです。百寿者とは、100歳以上まで長生きしている方のことです。認知症との関係で考えると、研究で行われている各種調査に回答している百寿者は、脳の健康を保っている方ではないかと考えられるでしょう。というのも、「アンケートに答えられるくらいしっかりしている人」が多いと考えられるからです。なお、90歳を超えれば6〜7割程度の人に認知症の傾向が出てきますから、100歳を超えて脳の健康を維持できる人は、多くても3割程度ではないかと思われます。

「高齢者の主観的幸福感における脳イメージングによる研究への展望」（安田女子大学紀要、山本文枝）は、百寿者を対象とした各種調査・研究から百寿者の性格の特性などを分析したレポートです。

このレポートによれば、百寿者を対象とした心理テストの結果からは、心身症や神経症の傾向がなく、日常的な不安感や抑うつ状態もほとんど見られないことがわかっています。

性格的な特徴としては、素直に自分の考えや感情を出すこと、物事を理詰めに考えず、合理的処理をしない傾向があることが示唆されているそうです。

この性格的な特徴の部分を見ると、百寿者の方は「ストレスが溜まらない性格の持ち主だ」ということが言えそうです。

自分の考えや感情を表に出さずに溜め込むのはストレスになるものですし、何事も理詰めで合理的にやろうとするのも、ストレスフルな態度だと考えられます。言いたいことを言い、「まあ、こんなものでいいか」と物事を大ざっぱに考える人のほうが、百寿者に近づける可能性が高いと言えるでしょう。

また、百寿者の方には、小さいことにくよくよせず、楽観的で、服従的である一方で、内向的でも外向的でもあり、行動力はあるけれど集団行動が苦手——という傾向も見られるそうです。

「集団行動が苦手」「服従的で内向的でも外向的でもある」というところは、「それでいいのかな」と思われる方もいらっしゃると思いますが、おそらく「みんなと一緒に何かをやるのは好きではなく、一人で何でも楽しめるけれど、適度に周囲に合わせることもできて、いずれにしてもストレスを溜めずにいられる」ということではないかと思います。つまり、柔軟性があるということです。

全体的に、百寿者は情緒が安定していて社会への適応性が高いという分析もあり、「無理せず、周囲に適当に合わせながら、自分がやりたいことをやれる人」と言えそうです。

もう一つ、百寿者を対象とした研究「I県に在住する百寿者の日常生活動作と性格傾向について（第1報）」（岩手県立大学看護学部紀要、小倉美沙子・石川みち子）についてもご紹介しましょう。

これはI県に在住する百寿者43人（男性8人、女性35人、平均年齢101・9歳）を対象に、2002年10月から2003年3月に実施された面接調査を分析したものです。

この調査によれば、百寿者には「負けず嫌い」「几帳面」「仕事熱心」「親しみやすい」「わがまま」「朗らか」「明るい」という性格の特徴を持つ人が多かったといいます。

ちなみに、ここで言う「わがまま」は、「自分のやりたいことは信念に基づいてやってきた」という意味で使われています。

「几帳面」で「仕事熱心」というところは、「一度目標を決めたら何が何でもそこに到達しよう」という性格であると考えられます。

先ほどの「大ざっぱ」という特徴と合わせて考えると、「几帳面」というのはあくまで「必ず達成する」ということへのこだわりであって、細かいことを気にして先に進めなくなってしまうタイプとは真逆なのでしょう。

これは目標達成型の脳のタイプと言え、脳が達成感によって活性化することを考え合わせると、百寿者が長生きできる理由の一端が垣間見えます。

また、フィンランドでは、1998年から8〜10年の間、高齢者1146人の追跡調査を行いました。その結果、わがままで皮肉屋の人は社会から孤立しやすく、認知症のリスクが3倍になることがわかっています。

脳を若く保つ習慣

・自分の考えや感情は、我慢せず素直に表に出す
・理詰めでものを考えたり合理性にこだわったりせず、物事は大ざっぱに考える

・周囲に適当に合わせつつ、自分がやりたいことをやり、ストレスを溜めない
・一度目標を決めたら、細かいことにはこだわらず、何が何でも到達することを目指す

腹七分目が長生きのコツ

年を取っても心身ともに健康な状態を維持する理想的な老い方のことを、「サクセスフルエイジング（健康老化）」といいます。

サクセスフルエイジングを実現している人については多くの研究があり、どのような遺伝子が関与しているのかといったこともわかってきました。

遺伝子の情報がいろいろな生体機能を持つタンパク質の合成を通じて現れることを「発現」といい、さまざまな条件によって発現が活発化したり抑制されたりするわけですが、サクセスフルエイジングに関与する遺伝子の発現が活性化されれば、それだけ脳

の老化を遅らせることにもなると考えられます。

〝長寿遺伝子〟として近年、注目を集めているのがサーチュイン遺伝子です。酵母や線虫、ショウジョウバエなどを使った実験で、サーチュイン遺伝子が活性化すると、寿命延長効果があることが報告されています。アンチエイジングの観点では、サーチュイン遺伝子を活性化させることが有効だと考えていいでしょう。

サーチュイン遺伝子は、飢餓状態になったりカロリー制限をしたりすると、活性化することがわかっています。よく「健康には腹八分目」と言いますが、サーチュイン遺伝子を活性化させるなら、「腹七分目」程度を目安にしたいところです。

また、レスベラトロールという、赤ワインに含まれるポリフェノールを摂取すると、サーチュイン遺伝子が活性化することもわかっています。先に見たとおり、アルコール摂取には節度を持つことが大切ですが、飲みすぎない程度であれば、赤ワインをたしなむことはアンチエイジングにつながると言えるでしょう。

なお、レスベラトロールはもともと赤ブドウの果皮に含まれるものなので、赤ブドウを食べたりジュースを飲んだりしても、同様の効果が期待できます。

脳を若く保つ習慣

・食事は常に「腹七分目」を心がける
・赤ワインや赤ブドウのジュースなどでレスベラトロールを摂取する

身体を動かせば脳がつくられる

アメリカで、サクセスフルエイジングを実現している人を対象としたさまざまな研究についてまとめられた報告書「サクセスフル・エイジング」によると、精神的に健康で明晰な脳活動を示す理想的な年の取り方をしている人たちに共通するのは、「社会的交流がさかん」「知的刺激を受ける機会が多い」「体重を維持している」「エクササイズをしている」という点だったそうです。

興味深いのは、サクセスフルエイジングを実現し、調査に協力した方たちの中で、ボランティアとして死後の解剖に同意していた人の脳を調べたところ、ボケの症状と同様の脳萎縮や老人斑、神経原線維変化が見られる人がいたことです。

このことからわかるのは、先にご紹介したナン・スタディのシスター・メアリーの件は決して特別な事例ではなく、ボケの病理像（病気の原因）を持ちながらも、発症しない人がいるということでしょう。

脳の老化がかなり進行したとしても、社会的交流、知的刺激、体重維持、エクササイズなどを実践して脳の活動を維持することによって、ボケの発症を阻止することが期待できるのです。

社会的交流や知的な刺激というのは、みなさんも直観的に「脳の老化予防によさそうだ」と思われるでしょう。

では、エクササイズがアルツハイマー病予防に役立つのはどのようなメカニズムによるものなのでしょうか？

老化に共通するのは、何事に対しても反応が鈍くなることです。新しいことを学ぶのにも、時間がかかります。いわゆる〝頭の回転が悪くなる〟わけです。

年を取った脳でも頭の回転を速くするには、必要な情報に脳の活動を集中し、不要な情報については無視するという働き方ができるようになる必要があります。簡単に言えば、情報の要不要の判断を素速く行うことが大切だということです。

脳の使える部分が減ってきているのですから、より効率的な使い方が求められると言ってもいいでしょう。

そして、このような脳の働きを高めるのに効果的なのがエクササイズなのです。

イリノイ大学のアーサー・クラマー博士は、エクササイズと脳の関係についての研究の第一人者として知られています。クラマー博士がマウスを使って行った実験からは、エクササイズをすると、さまざまな効果があることが明らかになっています。

まずエクササイズは、大脳新皮質の神経細胞が死んでしまうのを防ぎます。

年を取れば神経細胞が死んでいくのは当たり前のことですが、特に前頭葉の神経細胞は、エクササイズによって減るスピードを抑えることができます。

また、神経細胞が増えるという効果もあります。特に海馬の神経細胞の新生が多く見られるそうです。再三ご説明してきたとおり、海馬の機能を維持することは、ボケ予防という観点では大切なことだと言えます。

神経細胞をつないでネットワークをつくるシナプスも、エクササイズによって強化されます。「神経間伝達の促通《そくつう》」といって、同じ伝達物質を受け取っても、よりしっかりと信号を出せるようになる効果があるそうです。

「促通」という言葉はちょっとわかりにくいかもしれませんが、イメージとしては、ネットワークを水道管とすると、エクササイズによって水が通りやすくなると考えていただければいいでしょう。その結果として、効率よく脳機能が使えるようになるわけです。

このほか、エクササイズをすると、遺伝子の発現パターンが変化して、シナプスでの結合が強化されたり、神経成長因子を増やして新しいシナプスの形成を促進し、神経細胞を保護したりする効果も見られます。

つまりわかりやすく言えば、「身体を動かせば脳がつくられる」ということです。

ここで言うエクササイズとは、幅広い屋外活動を含みます。たとえばガーデニングや、ゴルフのように動作がゆっくりしたスポーツなどでもよいでしょう。

さらに、新しいスポーツにチャレンジするのは効果が高いと思います。新しいことを学ぶと、脳に新たな活性パターンが生じ、それに対応して新しいシナプスがつくられるからです。

とにかく外に出て身体を動かすこと、できれば新しいことに挑戦することが、脳の老化を防ぐことにつながると言えます。

脳を若く保つ習慣

- 社会的交流を活発にする
- 知的刺激を受ける
- 適正な体重を維持する
- 外に出て身体を動かす
- 新しいスポーツに挑戦する

有酸素運動を習慣にすれば、脳を若々しく保てる！

前項とも深く関わりますが、エクササイズによって脳の老化を防止できる理由として、脳血流が増すということが大きなポイントになっていると考えられます。

脳血流と認知機能に関しては、2008年に報告された「ロッテルダム・スキャン・スタディ」という研究の結果で明らかにされています。

脳内を流れる血液は1分間におよそ500ミリリットルなのですが、60〜91歳の892人を対象にした調査からわかったのは、この脳血流が少ない人ほど、脳が情報を処理する速度や実行機能、記憶機能が悪いということだったのです。

脳に血液を送るためには、心臓の拍動によってどれくらい血液を送り出せるかが重要です。これについては、脳血流をある程度しっかり保つためには、心臓が1分間に1・7リットルの血液を送り出す必要があることがわかっています。

ところが高齢者について安静時の心臓の拍動を調べると、だいたい1分間に1・4リットル程度に低下しているそうです。

高齢になれば心肺機能がある程度落ちてくるのは自然なことですが、これは同時に脳血流が減って、脳の機能が衰えることを意味します。脳の老化を防ぐためには、できる限り心肺機能を維持することが必要なのです。

では、心肺機能を維持するためにはどうすればよいのでしょうか。

これについては有酸素運動と記憶機能の改善に関する研究が行われており、2013年、テキサス大学のサンドラ・チャップマン博士らによって、実際に12週間トレーニングを行った人の脳機能について調査した結果が報告されています。

この調査で行われた運動は、エアロバイクを使う場合、まず5分間のウォームアップをした後、最大心拍数の50〜75%を維持するように50分間自転車漕《こ》ぎ運動をし、5分間のクールダウンを行うというもの。トレッドミルを使う場合は、時速4キロメートルで5分間歩いた後、最大心拍数の50〜75%を維持するように50分間のランニングを行い、5分間のクールダウンを行うというものでした。対象者は37人、年齢は57〜75歳です。

この調査からわかったのは、まず有酸素運動を行うと、6週目には最大酸素摂取量の増大が見られるということです。また、記憶力をテストしたところ、記憶機能が6週目から12週目まで改善し続けたといいます。

MRIで安静時の脳血流を測定すると、前部帯状回という、うつ病などで機能が落ちる部分の脳血流が増えていることが明らかになりました。また、海馬についても脳血流の増加が観察されたそうです。

研究結果からは、有酸素運動が脳機能の維持に効果があること、トレーニングを継続すれば、6週間程度でその効果が表れることなどがわかります。

有酸素運動が脳の老化防止に効果的なのは、おそらく最大酸素摂取量が増大することがポイントではないかと思います。酸素がたくさん取り込まれれば、身体中の細胞の中でエネルギーの生産を担うミトコンドリアが活性化しますから、脳においては神経細胞が活性化することになるのです。

有酸素運動は、この研究のように最大心拍数の50～75%を維持できるものであれば、どんなものでも効果があると考えられます。できれば毎日やることが望ましいでしょうから、通勤のときに早足で歩くといった工夫を生活の中に取り入れるといいのではないかと思います。

研究ではウォームアップとクールダウンも合わせて60分間のエクササイズをしていますが、みなさんが実践するなら少なくとも30分以上、60分を目安にしてみてください。

有酸素運動はできれば50歳まではスタートして、習慣化したほうがよいと思います。というのも、50歳を超えると循環器の疾患のリスクが上がること、循環器疾患のリスク増大が老齢期の認知機能低下と関連していることなどが研究から明らかになっているからです。

できれば50歳からといわず、もっと若いうちから心肺機能強化に取り組んだほうがよいことは言うまでもありません。年を取ってから運動を始めるのはなかなか大変なものなので、若いころから習慣化して継続しておくと、高齢になっても心肺機能を維持しやすいのではないかと思います。

先ほどご説明したとおり、有酸素運動をすると、うつ病で機能が低下する前部帯状回の血流が増えるので、うつ病を防ぐという観点でも、エクササイズを生活習慣に取り入れる意味があると思います。

脳を若く保つ習慣

・1日30〜60分の有酸素運動で心肺機能を鍛える
・心肺機能強化には、40〜50代のうちに取り組み始める

脳を活性化するために青魚を積極的に摂ろう！

脳の老化防止には、抗酸化作用を持つ食べ物を摂ることが効果的だと言われています。みなさんも、活性酸素が細胞の老化を促進させるということはご存じでしょう。

実際、老犬を使った実験では、脳機能の低下が起きた犬にビタミンEなどの抗酸化剤を与えることで、脳機能低下の速度が遅くなったという報告もあります。

また、青魚に多く含まれるオメガ-3脂肪酸が発達期の脳に重要で、脳機能を維持するうえでも大切なものであることはよく知られていますが、これはオメガ-3脂肪酸に

神経伝達効率を活性化させる働きがあるほか、活性酸素を取り除く働きによって脳の老化を防ぐからです。

関連する研究として有名なのは、厚生労働省が認知症対策のために立ち上げた「利根プロジェクト」です。

このプロジェクトは、筑波大学の朝田隆教授の主導で、2001年から5年間かけて茨城県北相馬郡利根町に住む65歳以上の男女約2730人を対象に行われました。

介入を行う群については、適度な運動（最大心拍数の60〜90%を維持する運動を20〜60分、週に3〜5回）と良質な睡眠（毎日30分以内の昼寝）に加え、栄養面に関しては「EPA」「DHA」「イチョウ葉」「リコピン」を複合したサプリメントを1日2回、朝晩に3粒ずつ服用したそうです。

EPAとDHAは青魚に含まれる栄養素で、動脈硬化予防に効果があると考えられています。イチョウ葉は脳の血流改善を、トマトの色素である抗酸化物質リコピンは活性酸素を除去することを狙いとしています。

利根プロジェクトでは、介入を行った群は行わなかった群と比べて、認知症の発症率が約30％低いという結果が出ました。つまり、ボケ予防には、適度な運動や良質な睡眠に加え、抗酸化作用のある食べ物や脳血流を改善する食べ物を積極的に摂取することが効果的だということです。

脳を若く保つ習慣

・脳の老化を遅らせるために、抗酸化作用のあるものを食べて脳の活性酸素を取り除く
・青魚は抗酸化作用だけでなく動脈硬化予防の観点からも積極的に食べる

認知症になる人が陥りがちな3つのこと

ここまでに、さまざまな研究により導き出された、ボケ予防のポイントを見てきました。「脳を若く保つ習慣」もまとめとして載せましたので、どのような習慣が脳にいいのか、ご理解いただけたかと思います。

しかし、「脳にいい」とわかっていても、なかなか実行できないのが人間。そこでここからは、「認知症になる人が陥りがちな3つのこと」についてお話ししたいと思います。「脳にいい」ことがなかなかできなくても、「これをやると認知症になるリスクが高まる」と思えば、おのずと「3つのこと」を避けられるのではないでしょうか。

認知症になりやすくなると考えられる原因はたくさんありますが、大きく分けると次の3つが挙げられます。

①脳の血流がよくなることをしていない
②頭を使う機会を意識的につくっていない
③脳にいい食品をあまり摂っていない

いかがでしょうか。①〜③にすべてあてはまる方も、少なからずいらっしゃるのではないでしょうか。

ここからは①〜③について、さらに細かく、具体的にお話ししていこうと思います。

第1節 脳の血流がよくなることをしていない

電車や車移動が多く、ほとんど歩かない

「移動はほとんど電車か車だから、歩くことがない。だから太ってしまって……」

という話をたまに聞きますが、歩かないことは肥満の原因になるだけではありません。身体全体の血の巡りが悪くなり、当然のことながら脳への血流も悪くなるので、ボケやすくなってしまいます。そこでお勧めなのが、運動です。

運動には、有酸素運動と無酸素運動があります。

有酸素運動にあてはまるのは、ウォーキング、ジョギング、エアロビクス、エアロバイクなどです。瞬間的なパワーを必要としないので、じっくり長い時間取り組むことが

できます。こうした運動を行うと、酸素とともに体内の糖質や脂肪が消費されます。無酸素運動は、短距離走や中距離走、筋力トレーニングなど、瞬間的なパワーを必要とするもののことで、筋肉にあるグリコーゲンを消費します。無酸素運動は、一般に短時間しかできません。

先に見たように、有酸素運動はボケ予防に大変効果的です。心肺機能を維持・強化できれば、全身の血の巡りがよくなって脳の血流もアップします。

取り入れる有酸素運動の種類ですが、ジムに通うなどしてエアロビクスやエアロバイクで運動するのは、なかなかハードルが高いという方が多いかもしれません。

日々の習慣として取り入れやすいのは、やはり歩くことでしょう。通勤の際に1〜2駅手前で降りて歩くといったように、ちょっとした工夫で歩くチャンスをつくることは可能です。

早歩きのウォーキングなら30分、ゆっくり散歩するなら1時間を目安にし、まずはウォーキングや散歩だけで5000歩、歩くことを目標にしてみてください。

普段の生活で1日3000歩程度は歩いているものですから、ウォーキングや散歩を取り入れれば、健康維持によいとされる「1日1万歩」もクリアしやすくなるでしょう。

ウォーキングについては、楽しみながらやることが大切です。

マウスを使った実験では、運動によって記憶をつかさどる海馬の神経細胞が新生するという報告があるのですが、強制的な運動では効果が見られず、自発的な運動であることが条件になっています。気持ちよく運動し、爽快感を味わうことが予防効果を高めると考えられます。

この点、そもそも身体を動かすのがあまり好きではない人にとっては、ちょっとしたウォーキングでもなかなか楽しむとまではいかないこともあるでしょう。そのような場合、動物が好きな人なら、犬を飼って一緒に散歩をするのも一つの方法です。

認知症の高齢者が入居する施設では、セラピードッグと一緒に歩く機会をつくっているケースがあります。歩く気力を失っている認知症の高齢者も、セラピードッグがいると「一緒に歩きたい」という気持ちが生まれ、自ら立ち上がって歩くことができるのだそうです。犬がいれば「一緒に散歩に行きたい」という気持ちが生まれ、楽しみながら散歩ができるでしょう。

また、犬の散歩は毎日する必要があります。意志が弱くてなかなか運動が続かないという方でも、「かわいい愛犬のためなら……」と、さぼらずウォーキングを続けるモチベーションになると思います。

犬との散歩は、運動としてよいだけでなく、散歩中に犬を連れた人同士のコミュニケーションが生まれるのもよい点です。人と話すのが苦手な人でも、愛犬家同士ということになると、自然にお互いの犬の名前を尋ねるなどして、会話が生まれるものでしょう。

他者とのコミュニケーションは、脳の老化防止という観点では増やしたほうがよいので、犬の散歩は一石二鳥ということになります。

また、犬の散歩なら、通勤ルートを歩くのと違って、コースを自由に変えられます。日々、違うコースを歩くことは、脳へのよい刺激にもなるでしょう。

筋力トレーニングをいっさいしていない

「筋力トレーニングはスポーツ選手や身体を鍛えたい人がするものであって、自分には関係ない」と思っている方は多いと思います。

ですが一般的に、筋肉は40歳前後から1年に1％ずつ減っていくと言われています。生涯にわたって運動を継続するには、一定の筋肉が必要です。筋力が衰えれば、当然、長時間歩くことは難しくなります。つまり、高齢になっても身体全体の血流をよくするための運動ができるよう、筋力維持を目的としたトレーニングを怠らないようにしたほうがいいということです。

女優の森光子さんが晩年までスクワットを欠かさなかったことは有名ですが、そこまではできなくとも、40歳をすぎたら多少の筋力トレーニングをしたほうがいいでしょう。早歩きやウォーキングをするという観点では、足腰の筋肉を鍛えておくことが必要ですから、スクワットのような下半身を鍛えるトレーニングはお勧めです。

なお、筋肉は、血中の糖質をグリコーゲンにして蓄える働きがあります。筋肉が多いほど血中の糖質の調整がうまくできるので、筋力トレーニングは糖尿病の予防にもなるのです。結果的に血管の強度の維持につながるという点でも、筋力トレーニングは大切だと言えるでしょう。

カレーをほとんど食べない

カレーを食べるとボケにくいという説があります。

実際、疫学研究で65歳以上のインド人とアメリカ人を比較したところ、アメリカ人ではボケの発症率が1000人中17・5人だったのに対し、インド人は4・7人でした。カレーを食べるインド人のボケ発症率は、アメリカ人の3分の1以下ということです。

カレーにはウコンという多年草の植物が使われています。カレー粉の色をつくり出しているのは、ウコンに含まれる「クルクミン」というポリフェノールです。インドや中国では大昔からクルクミンがさまざまな病気の治療薬として使われており、がんのリスクを抑えることも多くの研究で示されています。

このほか、糖尿病、肥満、高脂血症といった生活習慣病や慢性疾患を予防する効能もあると言われています。

アルツハイマー病予防という点では、UCLAの研究グループが行った実験が参考になります。報告によれば、運動とクルクミンの投与を同時に行うことで、悪いてタンパク質が低減したということです。この結果からは、クルクミンにボケ予防の効果があると考えられます。

カレーがアルツハイマー病予防に効果があるのは、カレーを食べてクルクミンを摂取すると身体が熱くなり、体温が上がって脳の温度も上がるからではないかと思います。脳の温度が上がれば、血流も活発になり、脳に栄養分が届くようになります。一方で、脳の温度が下がると、悪いタンパク質が増えてしまいます。

ＵＣＬＡの研究は、運動とクルクミンの相乗効果による体温上昇と血流の増加がカギと言えそうです。

カレーを食べないとボケやすくなるというわけではありませんが、何を食べようかと迷ったときなどは、脳のためにもたまにはカレーを食べることをお勧めします。

食べるときにあまり噛まない

「時間がないからあまり噛《か》まずに飲み込んでしまう」「話に夢中になると、つい噛まずに食べてしまって……」

よく嚙んで食べることが身体にいいと知っていても、そんなに簡単でないことは、私も十分承知しています。ですが、嚙まずに食べるのは胃腸に悪いだけでなく、脳にもよくないのです。

なぜ、よく嚙むほうが脳にいいのか。それは、歯と脳の間には密接な関係があり、よく嚙むことは脳の血流や代謝を上げて、脳を活性化させるからです。食事のときにできるだけよく嚙むことは、認知症予防につながるのです。

また、嚙むという動きによって満腹中枢が刺激されるので、ゆっくりよく嚙んで食べると、食べすぎを防ぐことができます。ボケの要因となる糖尿病を防ぐ観点からも、よく嚙むことは重要だと言えます。

嚙む回数の目安は、ひとくち30回です。しかし、軟らかくてすぐ飲み込めるものを、回数を数えながら30回も嚙むというのは面倒です。嚙む回数を増やすには、硬いものや繊維質が多いものを積極的に食事に取り入れるのが効果的でしょう。

嚙むことに関しては、さまざまな研究が行われています。

マウスを使った実験では、高齢のマウスの奥歯をすり潰してエサを食べにくくした場合、正常なマウスと比べて、学習機能が50％低下することがわかっています。歯を削り取ったマウスを治療してエサを嚙めるようにしたところ、悪化した記憶力が回復したという報告もあります。

歯と認知症に関する調査では、東北大学の研究グループが行ったものが有名です。仙台市内の70歳以上の高齢者を対象として1167人に認知症の程度を測定するテストを実施したところ、「正常な群」の人たちの自前の歯の本数は平均14・9本でしたが、「軽度の認知症が疑われる群」では13・2本、「認知症が疑われる群」では9・4本でした。正常な人ほど、自前の歯の本数が多かったのです。

また、この研究グループが調べたところによると、嚙み合わせられる歯の本数が少ない人ほど、海馬と前頭葉の体積が減少していることがわかりました。

できるだけ自前の歯が残るよう、定期的に歯科医院に通って口腔《こうくう》ケアをすることは、ボケ予防の観点からも重要だと言えます。

健康診断を何年も受けていない

「身体に不調なところや痛みもないし、面倒だから何年も健康診断を受けていない」という声をたまに聞きます。

ですが、これまでに見てきたとおり、糖尿病などの生活習慣病はアルツハイマー病の要因となりますし、心臓や循環器に問題が生じれば脳の血流を維持しにくくなり、やはりボケるリスクは高まります。

年を重ねれば身体に何らかの変化が起きることが考えられますから、特に30代後半以降は健康診断の結果をしっかりチェックするようにしたいものです。

健康診断というと、「がんなどの病気を早期発見するために受けるもの」というイメージを持つ方もいるかもしれませんが、たとえ病気ではなくても、気をつけるべき部分が見つかったら改善につなげることが大切です。

脳の健康を保つためにも、健康診断は毎年きちんと受けて生活習慣の改善につなげましょう。

お勤めの方の場合は勤務先の健康診断を受けられると思いますが、自営業やフリーランスの方の場合は「つい後回しにしていて、もう何年も健康診断を受けていない」というケースもあるようですから、特に注意が必要です。

第2節　脳を使う機会を意識的につくっていない

ぼんやりテレビを見ている時間が長い

仕事から疲れて帰ってきたときや、暇な休日などに、ついテレビをつけて、見るともなしにボーッと眺めていることはありませんか？

ぼんやりテレビを見るのは、あまりお勧めできません。もちろんテレビで映画やドラマを熱心に鑑賞するのであれば問題ありませんが、バラエティ番組などを受け身で見ていたり、ＢＧＭのようにテレビをつけっぱなしにして眺めていても、前頭葉は働かないからです。

同様に、ぼんやりとネットサーフィンばかりするのも考えものです。

もちろん、目的を持って情報を探したり、興味を持ったニュースをしっかり読んだりするのであれば、インターネットを利用することは問題ありません。

しかし、どんなウェブサイトを見たかもあまり覚えていないような、暇つぶしでやるネットサーフィンでは、脳はろくに働かないのです。

高齢になって仕事も引退すると、一日中テレビの前に座っているだけになってしまう方は少なくありません。パソコンに親しんだ人なら、ぼんやりネットサーフィンばかり、ということもあるでしょう。

このような状態では頭をほとんど使わないため、脳の老化を急速に進めるおそれがあります。

一方で、映画を観たり本を読んだりするときは、「この先はどうなるんだろう」とストーリー展開を予想しながら楽しむものです。実は、このような頭の使い方は、脳を活発に働かせることになります。

たとえば映画の場合、「さっきのあのシーンがこの会話につながっているんだな、この後はきっと……」というように、すでに観た場面を思い出したり、想像力を働かせたりします。このようなときは、先に観た部分を前頭葉で一時的に保持しつつ、別の部分でこの後の展開を予想しているのです。

脳の老化を予防するためには、何事も「ただ漫然《まんぜん》とやる」のではなく、意識的に頭を使うことが大切なのです。

新聞や本を読むのは脳の老化防止に役立つと考えられますが、ただ習慣的に新聞を開いて文字を目で追うだけでは意味がありません。高齢者の場合、新聞を読んでいるように見えても、「今日はどんなニュースがあった?」と聞いてみたら、まったく答えられなかったというケースもあります。

しっかり脳の老化防止に役立てるためには、映画を観たり、新聞や本を読んだりしたら、その後に家族や友人に感想を話したり、内容を説明したりするのがお勧めです。

一人暮らしの方なら、その日読んだもの、観た映画などについてノートに感想を書いて記録を残しておくのもいいと思います。

「感想を言おう」「後でストーリーを説明しよう」と思っていれば、内容をより深く考えたり記憶したりすることになります。

家に引きこもりがちで、身だしなみに無頓着

定年退職などで仕事を辞めると、家にこもりがちになるケースが少なくありません。東京都世田谷区が65歳以上の高齢者10万人を調査した結果、7割以上が日中に外出せず家にこもっていたという報告もあります。

しかし、一日中家にいて他者とコミュニケーションを取らない生活は、脳の老化を進める要因となります。

アメリカ・シカゴで838人の高齢者を対象に、外出頻度と認知機能について調査したデータによれば、記憶力や思考力が高い人は、頻繁に外出しているそうです。

外出すれば、脳はさまざまな刺激を受けます。

たとえば旅行に行くとなれば、どのように移動するか、どこに宿泊するか、観光スポットをどう回るかといった計画を立てたり、途中で想定外のことが起きたときに対応したりする必要があります。

行ったことのない場所に行くことは、脳にはよい刺激になりますから、脳を活性化さ

せるために旅行を楽しむのは大変よいことだと言えます。

もちろん旅行に行かずとも、身だしなみを整えてレストランや映画館などに出かけるだけで、脳にとってはよい刺激になります。

また、昔は洋服を買ったり選んだりするのが好きだった人も、年々、面倒くさくなるものです。部屋着のままで近所のコンビニに行くくらいであれば問題ありませんが、そのうち電車に乗って出かけるときにも部屋着で行くようになったら……。

出かける場所や会う人によって服装を変えたりと気を遣うだけでも、頭の体操になります。

おしゃれな人はボケにくいとも言われていますから、年を重ねてもおしゃれ心を失わず、どんどん外出するようにしてください。

日記やブログを書く習慣がない

若いころは日記を書いていた人も、年を重ねるうちに書くネタがなくなり、気がついたら昔書いた日記すらどこにあるかがわからない……などということはないでしょうか。

高齢になれば、たいがいのことは経験しているわけですから、日記に残しておけるような刺激に満ちた日々でなくなるのは当然です。

ですが一方で、考え方や洞察は鋭くなっているでしょうから、日々感じたことや読んだ本の感想などを日記に書いてみてはいかがでしょうか。

日記をつけるには、その日にあったことを思い出す作業が必要です。記憶を引き出そうとすると、意味記憶を蓄積する側頭葉の血流が増えますから、毎日日記をつけることは、脳を活性化させる習慣と言えるでしょう。

日記をつけるときは、パソコンを使うのではなく、手で文字を書くのがお勧めです。先にご説明したように、前頭葉は身体を動かす司令塔のような役割を担っていますが、特に手に対応する神経細胞が密集しています。手を使って文字を書くことは、前頭葉の働きを活性化させるのです。

また、パソコンを使わなければ、漢字を自分で書く必要があります。「パソコンの文字変換に頼っているうちに、いざ漢字を書こうとしたら思い出せないことが増えた」という実感をお持ちの方は多いでしょう。あえて手で日記を書けば、漢字の書き方を思い出す機会にもなります。

音楽を聴いたりカラオケで歌うなどの趣味がない

音楽を聴いたりカラオケに行って歌うことは、たんなる娯楽の一環だと思っている人が多いかもしれませんが、実はボケ予防にもいいのです。

「歌うのはあまり得意でないから」「音楽にさほど興味はないし……」などと考え、音楽を聴きに行ったりカラオケに行くのを断ることがあるとしたら、もったいないことです。

実際に音楽を病気の予防や治療、リハビリなどに活用する方法は「音楽療法」と呼ばれ、ボケ予防にも役立つとされています。

音楽は、聴くだけで脳によい刺激となります。特に、自分が好きな音楽を聴いて感情が揺り動かされることは、脳の老化防止にもよいと言えるでしょう。

ただし、音楽もただ漫然と聞き流すだけでは、あまり脳が働いてくれません。音楽を楽しむときは、音や歌詞によく耳を傾け、意識を集中して聴くようにすることが大切です。

音楽を聴くだけでなく、歌ったり楽器を演奏したりすると、さらに高い効果が期待できます。

たとえばカラオケに行くとなれば、まず旋律を覚えることになります。歌うときは耳で音を聴いて音程を取り、リズムに乗って声を出すので、脳のさまざまな部位が活発に働いて脳の血流もよくなるでしょう。お腹《なか》から大きく声を出すには肺活量が必要ですから、心肺機能を高める効果もありそうです。

楽器演奏は指先を動かすものが多く、前頭葉を活性化させますし、管楽器なら肺活量も必要になります。楽器は子どものころに習っていたというような経験がないと難しいと思われるかもしれませんが、新しいことにチャレンジするのは脳にとって非常によい刺激になるでしょう。

趣味として楽器演奏を楽しむことを目的とした大人向けの教室などもありますから、音楽が好きな方ならゼロから始めてみるのも、脳を活性化するのに非常によいことだと思います。

囲碁、将棋、麻雀、テレビゲームをやらない

音楽と同様、囲碁や将棋、麻雀《マージャン》やテレビゲームを娯楽や遊びの一環と捉え、避けているとしたら、もったいないことです。

囲碁や将棋は、非常に知的なゲームです。アメリカのアルバート・アインシュタイン医科大学の研究では、日常生活で認知症予防に役立つ習慣として「週に数回、トランプやチェスなどのゲームをすること」が挙げられていますが、日本でチェスのような知的なゲームと言えば、囲碁や将棋ということになるでしょう。

囲碁や将棋は、状況を把握したうえで先の手を読むゲームですから、先ほど映画鑑賞についてご説明したのと同じメカニズムで前頭葉が活性化します。

また、推理力や判断力を働かせることで、直感や感性、形や空間の認識をつかさどる右脳の働きが活発になります。

同様に、麻雀にもボケ予防の効果が期待できます。麻雀はゲームとして頭を使うだけ

でなく、指先で牌《パイ》を探る作業によって前頭葉も活性化すると考えられます。

ただし、麻雀はタバコを吸いながらやる人が少なくないことに注意が必要でしょう。先にご説明したとおり、タバコはアルツハイマー病を発症するリスクを高めます。麻雀をしながらタバコを吸ったり、副流煙を吸い込んだりするのであれば、お勧めできません。

囲碁、将棋、麻雀などのほかに、テレビゲームも種類によっては脳の活性化に役立ちます。たとえばサッカーゲームをすれば、ゲームの状況を判断して操作することが必要で、脳のさまざまな部分を使うことになります。音に合わせてリズムを刻むゲームなら、注意深く音を聴いたりリズムをつかんだりといったことが必要ですから、脳にはよい刺激になるでしょう。

ガーデニングなどで土を触ることがない

近年はガーデニング（家庭菜園）を楽しむ人が増えていますが、きっかけがないとなかなか興味が持ちにくいものかもしれません。

しかし、土に触れることが脳を活性化すると聞けば、関心が高まるのではないでしょうか。

「園芸療法」は、19世紀にアメリカの精神科医から精神疾患に効果があると報告されており、現在でも広く行われています。

実際、兵庫県立淡路景観園芸学校で園芸作業が脳の前頭前野にどのような刺激を与えるかを調査した結果、特に手を使って土を混ぜる動作をすると、脳の血流が増えることがわかっています。

このほか、土を鉢に入れる、鉢に花を植えるといった動作でも脳血流が上がったそうです。

ガーデニングは視覚と触覚を働かせるため、脳に刺激が与えられて血流がよくなると考えられます。趣味でガーデニングを楽しむことは、ボケ予防につながると言えそうです。

編み物や縫い物など手芸をすることがない

手先が器用ではない人にとって、手芸のような細かい動きを求められる趣味は敷居が高いものでしょう。

しかし、再三見てきたように、手を動かすことは脳を活性化させます。この点、手を細かく動かし、繊細な指の感覚が必要となる編み物、縫い物、刺繍《ししゅう》などの趣味は、脳の老化防止によいと言えるでしょう。

手芸は手を使うということだけでなく、創意工夫が必要であり、作品を仕上げるには集中力や注意力も求められます。

また、作品が完成することで、脳は達成感を得ることができます。目標を持って何かに取り組み、達成感を得ることは、脳によい刺激をもたらします。

人に会う機会を積極的につくっていない

年を重ねて、肩こりや腰痛、ひざ痛などを抱えていると、わざわざ出かけて人に会ったり、誰かと話をするのが面倒になるものです。

しかし、他者と会話し、コミュニケーションを取ることは、脳にとって非常によい刺激となります。第1章でご紹介したとおり、孤独を感じることはボケるリスクを高めますから、孤独をいやすという観点からも、人と会ってコミュニケーションを図る機会を多く持つことが大切です。

家庭内の家族団らんもよいものですが、脳により刺激を与えるためには、地域社会などのコミュニティに溶け込んだり、ボランティアに参加するなどして、人に会う機会を積極的につくることを心がけたいものです。

また、同窓会に参加して旧交を温め、懐かしい人に会って思い出話をしたりするのも、記憶を引き出したり感情を揺り動かしたりすることで、脳を活性化する効果が期待できます。

未経験のことにチャレンジするのが億劫

年を重ねると、なかなか新しいことにチャレンジできなくなるものです。高齢になれば思ったように身体が動かなかったり、練習しても上達が遅かったりするので、若いころからやってきたことや、すでに身につけたことの範囲で余生を楽しめればいいというスタンスになりがちなのかもしれません。

しかし、脳を老化させないためには、どんなことでも新たにチャレンジすることが大切です。いままで経験のないことに挑戦すると、脳の使われていなかった部分が活性化して、シナプスができてくるからです。

新しいことというのは何でもかまいませんが、できればあまり単調でないこと、挑戦しがいのあるもののほうがいいでしょう。

未経験のスポーツに挑戦したり、先ほどご紹介したガーデニングを始めてみたりするなど、外に出て手や身体を動かすことであれば、なおよいと思います。社交ダンスのように、パートナーがいてコミュニケーションを必要とするものもよいかもしれません。

定年退職後、新しい仕事を始めるのもお勧めです。

ずっと働いていた人は、仕事をしていれば日々、何かしら刺激になることがあるものだということをよくご存じでしょう。もちろん、仕事をするとストレスになることもあるかもしれません。

しかし、よい実績をあげるために工夫したり、周囲とコミュニケーションを取って協力し合ったりして、目標をクリアすれば、何とも言えない達成感が味わえるのも仕事の醍醐味《だいごみ》です。

仕事を辞めると急に老け込んでしまう人が少なくないのは、こうした脳にとってすばらしい刺激がなくなってしまうことも一因ではないかと思います。

仕事が見つからないなら、ボランティアをしてもいいでしょう。

脳の老化防止という観点では、新しい人と出会って未経験のことに挑戦しながら、創意工夫を重ねて実績をあげ、達成感を味わうという過程が大事なのです。

このほか、語学などにじっくり時間をかけて取り組むのもお勧めです。

できれば他者とのコミュニケーションや新しい体験につながるよう、「英会話ができるようになってオーストラリアに旅行に行き、現地で友達をつくろう」というような目標を持ってチャレンジしてみてください。

実際に旅行に行けば、知らない人とのコミュニケーションがあったり、目的地にたどり着くために地図を見て歩き回ったりすることで脳に多様な刺激が与えられます。

「もう年だから……」と億劫がることなく、意識的に新しいことへの挑戦を続けましょう。

第3節　脳にいい食品をあまり摂らない

果物や野菜をあまり食べない

高齢になってくると食も細くなってきますし、果物や野菜を好まない人は、身体にいいとわかっていても、なかなか手が伸びないかもしれません。

しかしながら先に少し触れましたが、老化予防のためには抗酸化物質の摂取が有効です。食事はバランスよく、多くの品目を食べることが望ましいのは大前提として、なかでも意識的に抗酸化物質を含む食品を摂るようにしたいものです。

抗酸化物質には、ビタミンCやビタミンEのほか、緑黄色野菜に含まれるカロテノイド（βカロテン、リコピン等）や、ポリフェノール（アントシアニン、カテキン、ルチン、イソフラボン、セサミン、クルクミン、レスベラトロール等）があります。

先にもご紹介したロッテルダム・スタディでは、ビタミンC、ビタミンE、カロテノイド、ポリフェノールなどの摂取について調査しており、その結果からわかるのは、ビタミンCとビタミンEを多く摂っていると、ボケの発症が20%軽減されるということです。

また、カロテノイドやポリフェノールについても、発症リスクが軽減されることがわかっています。

それぞれ、身近な食品ではどんなものに多く含まれているのかを見てみましょう。

・ビタミンC……レモンなどの柑橘《かんきつ》類、イチゴ、キウイ、ブロッコリー、カリフラワー、ほうれん草、ジャガイモ
・ビタミンE……オリーブオイル、大豆、アーモンド、落花生、イクラ
・βカロテン……ニンジン、カボチャなどの緑黄色野菜
・リコピン……トマト
・アントシアニン……ブルーベリー、カシス、ブドウ、黒豆

・カテキン……緑茶、紅茶
・ルチン……そば、アスパラガス
・イソフラボン……豆腐、納豆、油揚げ、きなこ
・セサミン……ごま、ごま油
・クルクミン……ウコン、カレー
・レスベラトロール……赤ワイン、アーモンド、ココア

このようにして見ると、野菜や果物のほか、豆類やナッツ類、ごま、オリーブオイルなどを意識的に摂ることが大切だと言えます。
アメリカ農務省発表の抗酸化物質を多く含む果物と野菜を次頁に示していますので、これも参考にしてみてください。

なお、赤ワインについては、多くの方が「ポリフェノールが含まれており、老化防止に効果がある」と耳にしたことがあるのではないかと思います。

抗酸化作用の高い食べ物
(高い順に示してあります)

	果物	野菜
1	プルーン	ケール
2	レーズン	ほうれん草
3	ブルーベリー	芽キャベツ
4	ブラックベリー	アルファルファ
5	ストロベリー	ブロッコリー
6	ラズベリー	ビーツ
7	プラム	パプリカ
8	オレンジ	タマネギ
9	赤ブドウ	トウモロコシ
10	サクランボ	ナス

これは確かにそうなのですが、一方で、アルコールを摂取すれば、それだけ脳の萎縮は進みますし、日常的に飲みすぎればアルコール性認知症になることもあります。

赤ワインを飲むにしても、1日にグラス1杯くらいにとどめましょう。アルコールは、あくまで適量を楽しむようにすることが大切です。

青魚をあまり食べない

日本人の魚離れはかなりのスピードで進んでいるようです。たとえばみなさんも、ここ1週間で魚をどれだけ食べたか、思い出してみてください。ご飯やパン、麺類や肉ばかりを食べて、あまり魚を摂っていない人が多いのではないでしょうか。

魚をたくさん食べると、ボケにくいと言われます。

実際、ロッテルダム・スタディでは、動物性脂肪や総脂質の摂りすぎ、魚を食べないなどで、ボケを発症するリスクを高めていることが明らかにされています。

また、タフツ大学の人間栄養研究センターの調査によれば、週2回魚を食べている人は、月1回以下の人に比べてボケの発症が41％少ないそうです。

このような研究から、脂身の多い肉を食べすぎないようにし、魚を食べる回数を増やすことがボケ予防につながると言えます。

魚には白身魚や青魚がありますが、ボケ予防に効果があるとされるＤＨＡ（ドコサヘキサエン酸）が多く含まれるのは青魚です。青魚とは背が青い魚のことで、食卓によく上がるものとしてはブリ、サバ、イワシ、アジ、サンマ、サケ、マグロ、ニシンなどがあります。

緑茶を飲む習慣がない

最近はいたるところにカフェがありますし、コンビニでもおいしいコーヒーが飲めるとあってコーヒーが大流行りのようです。ですがその分だけ、お茶を飲む人が減っているのかもしれません。

緑茶にはカテキンなどの抗酸化物質が豊富に含まれています。ですから私は緑茶を飲む習慣をつけることをお勧めします。

緑茶を飲む頻度によって認知機能がどう変わるのかについては、２００６年に発表された東北大学大学院医学系研究科の調査が参考になるでしょう。

70歳以上の高齢者１１７３人を対象に行われた調査では、週に緑茶を３杯までしか飲まない人に比べ、１日に緑茶を２杯以上飲む人たちは、認知障害を持つ割合が54％低いことがわかっています。

なお、紅茶、ウーロン茶、コーヒーについても関連を調べたところ、いずれも緑茶のような関連は見られなかったそうです。

緑茶は脳梗塞を予防するとも言われています。ボケ予防の観点からは脳梗塞を起こさないようにすることも大変重要ですから、1日2杯以上を目安に、緑茶で一服する習慣をつけてはいかがでしょうか。

ほうれん草など葉酸を含む葉物野菜をあまり食べない

ほうれん草や春菊などの葉物野菜は、残念ながら外食ではなかなか摂れない野菜です。ですから外食の多い人は、不足している可能性が非常に高いと言えます。

ボケや動脈硬化の予防に効果があるとされているのは、葉酸です。

葉酸には、動脈硬化を促進し、脳梗塞を増やすアミノ酸「ホモシステイン」を分解する働きがあるためではないかと言われています。

実際、アメリカの調査では、葉酸を多く摂取している人は、少ない人に比べてボケるリスクが半減することがわかっています。

葉酸は、その名前のとおり、葉物野菜の葉の部分に多く含まれます。たとえば、ほうれん草や春菊、モロヘイヤ、菜の花などです。また、牛や豚のレバーからも摂取することができます。

第5章　ボケを治す薬はいつできるのか

G8サミットでの目標は、2025年までに認知症の治療法を確立すること

2013年12月、ロンドンで「G8認知症サミット」が開催されました。これは認知症を世界的な共通課題として対策を話し合うためのもので、G8各国の政府代表のほか、欧州委員会、WHO、OECDの代表、各国の認知症専門家、製薬会社代表などが集まって行われたものです。

サミットでは、2025年までの認知症の治療法確立という目標を明記した宣言が合意されました。つまり、G8で「あと10年ほどで治療薬を開発しよう」ということです。

なぜ、認知症のためにサミットが開かれ、治療薬開発のタイムリミットが設定されたのか——この背景には、世界が置かれている緊迫した現状があります。

現在、世界では3500万人を超える人々が認知症を患っています。そして、この数字は20年ごとに倍になることが予想されているのです。

世界全体で見ると、認知症によるコストは年間6040億ドル、日本円にして60兆円以上にものぼります。

もしも認知症の治療法が確立されなければ、世界的に平均寿命が延びるに従い、認知症にかかるコストは大幅に増大することになるでしょう。

アルツハイマー病治療薬の開発には、もはや時間の猶予はないのです。

アルツハイマー病の本当の原因は何か

アルツハイマー病治療薬を開発するためには、原因を突き止め、その原因を取り除く薬をつくればよいということになります。もちろん、原因が不明であっても、効果と安全性が証明される物質が見つかれば、薬として認められるのですが、原因が明確になれば、治療薬開発が何をターゲットとすればよいかもより明確になるわけです。

この点、第2章で少し触れたように、アルツハイマー病の原因は長年にわたって議論が続いています。アルツハイマー病は、脳に萎縮があり、「神経原線維変化」と「老人斑」が見られる認知症のことと定義されていますが、このうち神経原線維変化が症状を引き起こす原因なのか、それとも老人斑（βアミロイド）が原因なのか、まだ解明はされていないのです。

長年にわたって有力視されていたのは、βアミロイドこそ原因だと考える「アミロイド仮説」でした。この立場からは、βアミロイドをなくす物質を見つければ、それがアルツハイマー病の治療薬になると考えられます。

このアミロイド仮説は、βアミロイドのもとになるタンパク質をつくり出す遺伝子に突然変異があると、家族性アルツハイマー病（必ずアルツハイマー病を発症するという性質のもの）になることを根拠として考えられました。

実際に、この突然変異を持つ遺伝子をマウスに発現させると、人間の脳で見られるのと同じ老人斑ができますし、記憶障害も起こるのです。

多くの研究者はこれがアルツハイマー病のモデルマウスであるとして、βアミロイドをターゲットとし、老人斑をなくす薬の開発を行いました。そして、これらの薬を突然変異を持つマウスに投与すると、老人斑が消え、記憶障害も起こらないことを示しました。

ここまでくれば、この薬が人間にもアルツハイマー病治療薬として働き、〝アミロイド仮説〃は〃アミロイド理論〃になると考えられるはずでした。

一方で、注意しなければならない点も見られました。このマウスは老人斑ができて記憶障害を起こすのですが、神経脱落も神経原線維変化も示さないのです。

こうして開発された薬がアルツハイマー病の初期から中期の患者に投与されたわけですが、一部の患者が投与によって脳炎を起こしたため、この治験は中止となっています。

この治験で一つ判明したことは、βアミロイドがなくなっても認知症は進行するということです。

脳炎を起こさなかった患者たちの死後剖検の結果では、投与した患者の脳から老人斑が消え、βアミロイドがなくなっていることが示されました。しかし、神経原線維変化は末期の症状を示し、認知症は進行していたのです。

つまり、アルツハイマー病の特徴である老人斑は消えたけれども、神経原線維変化と認知症は残り、〃アミロイド仮説〃から〃仮説〃の文字は外れなかったのです。

しかし、多くの研究者は「βアミロイドはアルツハイマー病を発症する前から脳に悪影響を与え続けており、発症後にβアミロイドが消えても手遅れなのではないか」「それなら、βアミロイドがつくられないようにすればよいのではないか」という筋立てで薬の開発を継続しています。

私自身は、アルツハイマー病にβアミロイドが関係しているにしても、その主な症状である認知症は、神経原線維変化によって起こるのではないかと考えています。

確かにアルツハイマー病では、脳にβアミロイドの蓄積が見られます。βアミロイドが溜まっていない認知症のことは、アルツハイマー病とは呼びません。

一方、神経原線維変化はほかの認知症でも見られます。このことをもって、「βアミロイドの蓄積はアルツハイマー病の特異的な現象であり、やはり原因はβアミロイドにあるはずだ」と考える人もいるかもしれません。

しかし、これでは話が逆なのです。というのも、アルツハイマー病というのは「脳の萎縮があり、βアミロイドの蓄積と神経原線維変化が見られる認知症」と定義されていますが、もしかするとβアミロイドの蓄積の有無で認知症の種類を分けること自体に意味がない可能性もあるからです。つまり、βアミロイドの蓄積はアルツハイマー病の原因ではなく、「認知症の結果として表れることがあるもの」にすぎないかもしれないのです。

ここで、2014年に報告されたダイアン・スタディという研究についてご紹介したいと思います。

この研究は、家族性アルツハイマー病の患者とその家族を対象としたものです。家族性アルツハイマー病の患者は、必ずアルツハイマー病を発症する遺伝子を持っており、平均45歳で発症します。

興味深いのは、調査対象になった人々の髄液《ずいえき》を採取して調べた結果です。159頁の図をご覧ください。このグラフは、家族性アルツハイマー病の遺伝子変異を持つ人と、その家族で遺伝子変異を持たない人の差を示しています。

矢印の部分に着目してください。これらのデータから、アルツハイマー病の発症に先立ち、まず25年前から悪いτタンパク質の増加が見られることがわかります。続いて、発症の15年前になると、死んでいく神経細胞が増え始めます。βアミロイドについては、脳に溜まり始めると髄液から減っていくのですが、有意な減少が見られるのは発症の10年前からです。

つまり、アルツハイマー病を発症する人では、まず神経原線維変化が起き、その後に脳の萎縮があって、その後しばらくしてβアミロイドの蓄積が始まるということです。

この順番を見ると、やはりアルツハイマー病の原因は神経原線維変化にあり、βアミロイドは神経細胞が死んでしまった結果として溜まっていくと考えるのが自然ではないかと思います。

もっとも、βアミロイドが溜まることが、脳にとって負担であることも間違いありません。つまり、βアミロイドは、アルツハイマー病の進行を速める要因になるということです。βアミロイドが蓄積することで、脳の血流が妨げられているのではないかと考えられます。

アルツハイマー病と脳内物質の変化

アルツハイマー病遺伝子変異を持たない人との差(pg/ml)

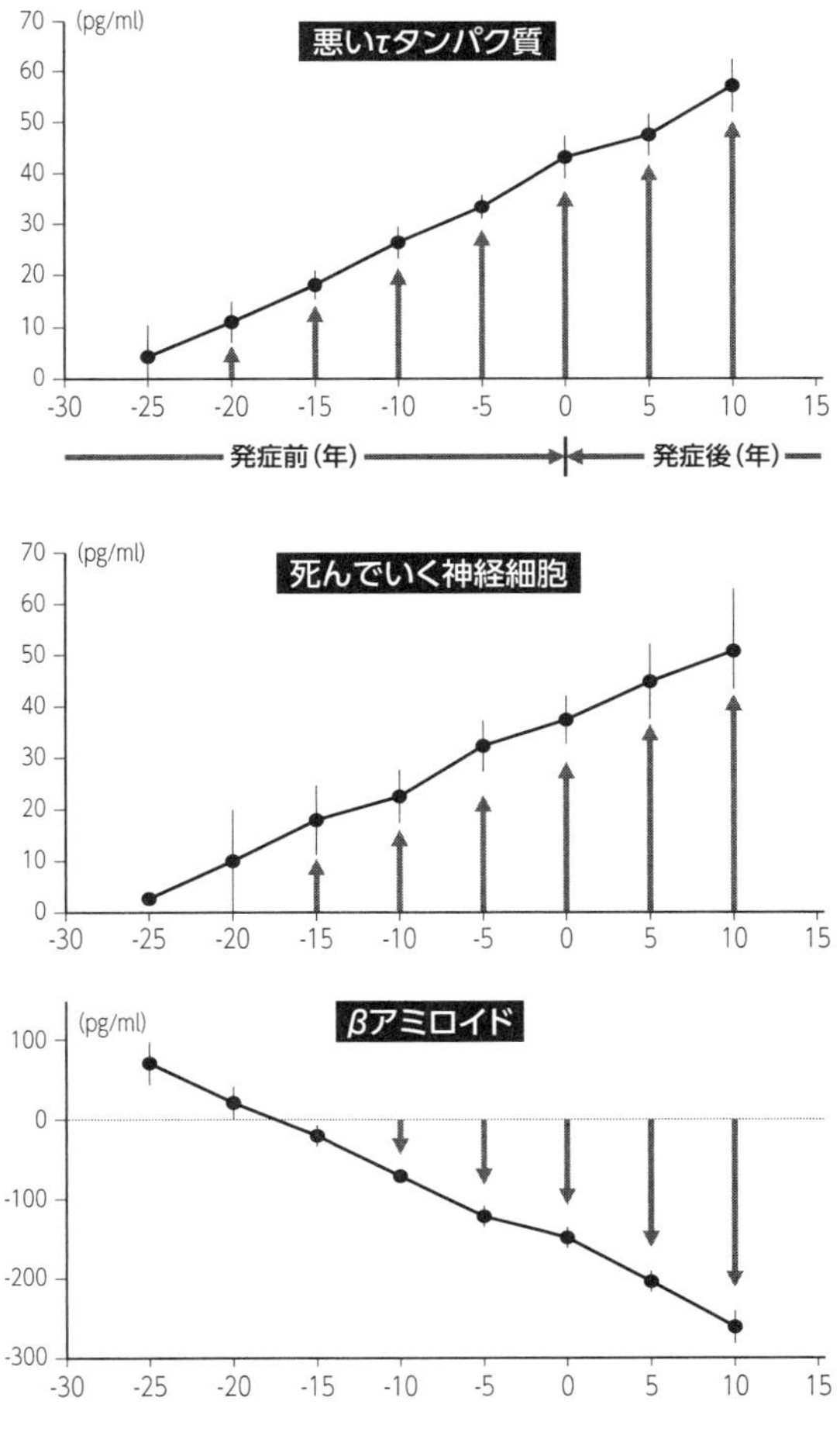

いまあるアルツハイマー病治療薬は効くのか

先に少しご説明しましたが、現在使われているアルツハイマー病の治療薬は、根治したり進行を止めたりするものではありません。

認知症の初期の患者さんに処方されるアリセプトは、進行を3カ月ほど遅らせる効果があるとされている薬です。脳内のアセチルコリン濃度を上げて学習効果を高めるというものですから、そもそもアルツハイマー病の原因を絶つたぐいのものではありません。それでも、副作用が少ないこともあってよく処方されています。

もう一つ、中期から後期の患者さんに処方されるのがメマンチンで、これは先にも触れたように、NMDA受容体チャンネル阻害剤です。βアミロイドが、NMDA受容体に作用して活性化させることによって神経細胞死を引き起こしている、という仮説に基づいてつくられています。

βアミロイドをなくしてもアルツハイマー病が進行することを考えると、βアミロイドによって神経細胞死が起きているとするのは無理があるように感じますが、メマンチンはアルツハイマー病の進行を遅らせる効果があるとして認可されています。効果の出方は人によってずいぶん差があるようです。

いずれにしても、アリセプトやメマンチンのアルツハイマー病に対する効果はそこまで高いとは言えません。いまある薬に、過度な期待はできないということです。病気になると「病院に行って薬をもらえばいい」とすぐ薬に頼るくせがある方は、アルツハイマー病については薬を飲んでも、いまのところ大きな改善を見込めないことを知っておくべきでしょう。

だからこそ、本書で再三お話ししてきたように、アルツハイマー病は予防が大事ということになるのです。

脳の老化を止める薬はできるのか

ここまでお読みになった方は、「神経原線維変化を止める薬はつくれないのか」と思われたことでしょう。

私自身は、長年、神経原線維変化を止めることでアルツハイマー病の治療が可能だと考えて研究を続けています。現在までに何がわかっているのか、研究がどこまで進んでいるのかを、ここで少しご紹介しておきたいと思います。

まず、神経原線維変化が生じる過程をもう少し詳しく見てみましょう。

年を取って心肺機能が落ちたり血流が悪くなったりすると、脳も老化します。すると嗅内野にあるGSK-3βという酵素が活性化され、τ《タウ》タンパク質が悪いτタンパク質になります。

悪いτタンパク質はお互いに結合し、40個のτタンパク質の分子が集まって「τオリゴマー」と呼ばれる顆粒《かりゅう》状の塊ができます。さらにτオリゴマーが結合すると、糸くず状のタンパク質のゴミ——つまり、神経原線維変化となるのです。

ここで、神経原線維変化が発生すると、その周辺で神経細胞が死んでいきます。

神経原線維変化の発生による神経細胞死を止めるにはどうすればよいかが問題となります。

最初に考えたのは、τタンパク質を悪いものにするGSK-3βをなくすことや、τタンパク質をなくすことで、悪いτタンパク質がつくられるのを阻止するということです。

ところが、そういった効果を持つ薬をつくってマウスで実験してみたところ、いずれも高齢になったときに学習記憶ができなくなってしまうのです。つまり、GSK-3βやτタンパク質は、老化した脳において認知機能を保つうえで必要なものだということです。

そこで次に考えたのは、τタンパク質が悪いτタンパク質となり、結合してτオリゴマーになるのを阻害することでした。悪いτタンパク質が塊になるのを食い止めることで、神経細胞死を止めればよいというわけです。

現在は、このような作用を持つ化合物を見つけたところです。この化合物をもとにアルツハイマー病治療薬を開発できれば、発症前に飲み始めることで発症を食い止めることができ、発症後に服用すれば進行を止められるのではないかと思っています。

そもそも脳はなぜ老化するのか

アルツハイマー病治療薬の開発を進めるうちに、私はあることに気づきました。

先ほどご説明したように、アルツハイマー病の原因と見られる神経原線維変化は、老化した脳において認知機能を保つために必要なＧＳＫ-３βや悪いτタンパク質から生じます。

神経原線維変化は、老化に伴って認知機能を維持するための仕組みが働いた結果としてできるものということですから、老化した脳で神経原線維変化が起きるのは仕方がないことだと考えられるのです。

このことからわかるのは、認知症が特殊な病気ではなく、年を取れば誰の脳にも起こりうるものだということです。

もちろんこれまでに何度も見てきたように、実際に認知症を発症するかどうかは、神経原線維変化の広がり方や、残された脳機能がどれだけ障害を受けた部分をカバーできるかによって異なりますが、75歳くらいになれば9割方の人は脳内に神経原線維変化が生じているのです。

ですから問題は、いかに脳の老化を遅らせて神経原線維変化の広がりを防ぐか、老化で衰えた部分をカバーするだけの脳機能をどれだけ維持するか、ということになるわけです。

このように、神経原線維変化がなぜ生じるのかを知り、避けがたいものであることがわかると、アルツハイマー病は予防が重要だということが、改めて強く感じられるでしょう。

なお、βアミロイドについても、脳の老化が起きてしまったため、それを補う脳の働きとして発生している可能性があるのではないかと思います。βアミロイドが溜まった結果、脳の老化がさらに進み、それによってまたβアミロイドの蓄積が進む——というように、老化した脳における〝最後の攻防〟が起きているのではないでしょうか。

神経原線維変化やβアミロイドが発生するのは、脳が自分を守ろうとする働きの結果であり、自然の成り行きなのかもしれません。

みなさんの中には、「自分は絶対に認知症にならない、なってたまるか」と思っている方がたくさんいらっしゃると思います。

確かに、認知症はその人をその人たらしめる脳機能が失われてしまう、大変残酷な病気です。

だからこそ、私を含む多くの研究者がアルツハイマー病を食い止められる治療薬の開発に邁進《まいしん》しています。

しかし、認知症が老化の帰結の一つの姿であるとするならば、もしかするとこれは人間が死をおそれずにすむためのメカニズムなのかもしれないという考えも浮かびます。

もちろん、60代、70代での認知症発症は、豊かな老後を過ごすためにも何とか防ぎたいものです。

一方で、十分に豊かな老後を過ごした後に認知症を発症する方については、それを人間の自然な姿としてある程度受け入れる度量の広さも、社会に求められているのかもしれません。

おわりに

私は、現在開発しているアルツハイマー病の治療薬には手応えを感じています。しかし、実際に完成させるまでにはまだたくさんのハードルがあります。

一つは、開発に多額のお金が必要なことです。

まず、治験にたどり着く前の安全性試験などで、1億〜2億円ほどのお金がかかります。これは、研究機関が調達しなくてはなりません。

安全性が確認できて治験をするとなると、アルツハイマー病の治療薬に関しては、1000人ほど患者さんを集めて1年半投与し、偽薬を投与したグループと認知機能に有意な差が見られるかどうかを調べることになります。この治験には、数十億〜数百億円のお金が必要です。

治験にかかる費用は一般的に医薬品メーカーが負担しますが、近年は医薬品メーカーがアルツハイマー病治療薬の治験に慎重になっています。これはおそらく、これまでアミロイド仮説に基づいて開発された薬の治験がほとんどものにならず、損失が積み上がっているからではないかと思います。

もう一つの問題は、アルツハイマー病であるという診断をいつ下すか、ということです。

治験を行う場合、すでにアルツハイマー病を発症して症状が見られる患者さんが対象になりますが、これでは進行を止めることしかできません。先ほど見たダイアン・スタディのデータからわかるように、神経原線維変化はアルツハイマー病発症の25年前から始まっているのです。本当なら、神経原線維変化が広がって発症に至る前の段階から薬を服用し、発症を食い止めることが重要なのです。

そこで、何をもって薬を服用すべき病気であるとするのか、その基準をどう決めるのかが課題となります。

たとえば、悪いてタンパク質の量は脳脊髄液《のうせきずいえき》を調べることでわかりますから、その数値が一定以上になっている人には、発症前でも薬を出すということにするといった方法が考えられるでしょう。

実際には、悪いτタンパク質の量と発症の関係には個人差があるので、この方法はあまり現実的ではないかもしれませんが、近年はPET検査で神経原線維変化の広がり方を調べる方法も研究されていますから、いずれは発症前にアルツハイマー病と診断する客観的基準ができる可能性はあります。

しかし現状では、そもそもアルツハイマー病の原因に議論があって決着がついていないわけですから、そのような方法の検討自体がされていません。神経原線維変化がアルツハイマー病の原因であるということに同意が得られなければ、悪いτタンパク質が増えているからといって、病気だということにはできないでしょう。

このような諸々の事情もあり、アルツハイマー病の発症を止める治療薬が世に出るまでのハードルは相当に高いと感じる日々です。

しかしいずれは、発症前にアルツハイマー病の診断ができるようになり、その時点で薬を飲み始めれば、発症を防げるようになるかもしれません。

少なくとも、私はそのようなアルツハイマー病治療が可能になることを理想として研究を続けています。

読者のみなさんには、ぜひ本書でご紹介したアルツハイマー病予防策を実践していただきながら、理想の治療が可能になるその日が来るまで見守っていただければと思っています。

２０１４年６月

髙島明彦

参考文献

- AARP Educator Community 2009, The DANA Alliance for brain initiatives Staying Sharp; Successful Aging and your brain
- Chapman SB, Aslan S, Spence JS, Defina LF, Keebler MW, Didehbani N, Lu H. 2013, Shorter term aerobic exercise improves brain, cognition, and cardiovascular fitness in aging. Front Aging Neurosci.; 5:75.
- Liu J, Dietz K, DeLoyht JM, Pedre X, Kelkar D, Kaur J, Vialou V, Lobo MK, Dietz DM, Nestler EJ, Dupree J, Casaccia P. 2012, Impaired adult myelination in the prefrontal cortex of socially isolated mice. Nat Neurosci.; 15(12):1621-3.
- Erickson KI, Voss MW, Prakash RS, Basak C, Szabo A, Chaddock L, Kim JS, Heo S, Alves H, White SM, Wojcicki TR, Mailey E, Vieira VJ, Martin SA, Pence BD, Woods JA, McAuley E, Kramer AF. 2011, Exercise training increases size of hippocampus and improves memory. Proc Natl Acad Sci U S A.; 108(7):3017-22.
- Erickson KI, Prakash RS, Voss MW, Chaddock L, Heo S, McLaren M, Pence BD, Martin SA, Vieira VJ, Woods JA, McAuley E, Kramer AF. 2010, Brain-derived neurotrophic factor is associated with age-related decline in hippocampal volume. J Neurosci.; 30(15):5368-75.
- Ganguli M, Chandra V, Kamboh MI, Johnston JM, Dodge HH, Thelma BK, Juyal RC, Pandav R, Belle SH, DeKosky ST. 2000, Apolipoprotein E polymorphism and Alzheimer disease: The Indo-US Cross-National Dementia Study. Arch Neurol.; 57(6):824-30.

- Holwerda TJ, Deeg DJ, Beekman AT, van Tilburg TG, Stek ML, Jonker C, Schoevers RA. 2014. Feelings of loneliness, but not social isolation, predict dementia onset: results from the Amsterdam Study of the Elderly (AMSTEL). J Neurol Neurosurg Psychiatry.; 85(2):135-42.
- Holwerda TJ, Beekman AT, Deeg DJ, Stek ML, van Tilburg TG, Visser PJ, Schmand B, Jonker C, Schoevers RA. 2012, Increased risk of mortality associated with social isolation in older men: only when feeling lonely? Results from the Amsterdam Study of the Elderly (AMSTEL). Psychol Med.; 42(4):843-53.
- Håkansson K, Rovio S, Helkala EL, Vilska AR, Winblad B, Soininen H, Nissinen A, Mohammed AH, Kivipelto M. 2009, Association between mid-life marital status and cognitive function in later life: population based cohort study. BMJ.; 339:b2462.
- Kövari E, Herrmann FR, Hof PR, Bouras C. 2013. The relationship between cerebral amyloid angiopathy and cortical microinfarcts in brain ageing and Alzheimer's disease. Neuropathol Appl Neurobiol.; 39(5):498-509.
- Poels MM, Ikram MA, van der Lugt A, Hofman A, Niessen WJ, Krestin GP, Breteler MM, Vernooij MW. 2012, Cerebral microbleeds are associated with worse cognitive function: the Rotterdam Scan Study. Neurology.; 78(5):326-33.
- Paul CA, Au R, Fredman L, Massaro JM, Seshadri S, Decarli C, Wolf PA. 2008, Association of alcohol consumption with brain volume in the Framingham study. Arch Neurol.; 65(10):1363-7.
- Poels MM, Ikram MA, Vernooij MW, Krestin GP, Hofman A, Niessen WJ, van der Lugt A, Breteler MM. 2008, Total cerebral blood flow in relation to cognitive function: the Rotterdam Scan Study. J Cereb Blood Flow Metab.

;28(10):1652-5.

●Rusanen M, Kivipelto M, Quesenberry CP Jr, Zhou J, Whitmer RA. 2011, Heavy smoking in midlife and long-term risk of Alzheimer disease and vascular dementia. Arch Intern Med.; 171(4):333-9.

●Vidoni ED, Townley RA, Honea RA, Burns JM 2011, Alzheimer's Disease Neuroimaging Initiative. Alzheimer disease biomarkers are associated with body mass index. Neurology.; 77(21):1913-20.

●『アルツハイマー病は今すぐ予防しなさい』髙島明彦・二〇一三・産経新聞出版

●「安田女子大学紀要／高齢者の主観的幸福感における脳イメージングによる研究への展望」山本文枝・二〇一二・40, 91-98

●「岩手県立大学看護学部紀要／I県に在住する百寿者の日常動作と性格傾向について（第1報）」小倉美沙子、石川みち子・二〇〇四・6,59-66

著者略歴

髙島明彦《たかしまあきひこ》

理学博士。国立長寿医療研究センター分子基盤研究部長。

一九五四年、長崎県生まれ。九州大学理学部卒業、

同大学理学部大学院生物学研究科修士修了。

佐賀医科大学、米国国立衛生研究所、

三菱化学生命科学研究所などの研究員を経て、

九七年から理化学研究所脳科学総合研究センターの

アルツハイマー病研究チーム・チームリーダー。

二〇一一年から現職。これまで東京大学農学部、東京女学館で非常勤講師、

東京工業大学生命理工学部、福岡大学薬学部の客員教授を歴任。

著書に『アルツハイマー病は今すぐ予防しなさい』がある。

幻冬舎新書 351

淋しい人はボケる
認知症になる心理と習慣

二〇一四年七月三十日 第一刷発行

著者 髙島明彦
発行人 見城 徹
編集人 志儀保博
発行所 株式会社 幻冬舎
〒一五一−〇〇五一 東京都渋谷区千駄ヶ谷四−九−七
電話 〇三−五四一一−六二一一(編集)
〇三−五四一一−六二二二(営業)
振替 〇〇一二〇−八−七六七六四三
ブックデザイン 鈴木成一デザイン室
印刷・製本所 株式会社 光邦

Printed in Japan ISBN978-4-344-98352-6 C0295
た-18-1
幻冬舎ホームページアドレス http://www.gentosha.co.jp/
*この本に関するご意見・ご感想をメールでお寄せいただく場合は、comment@gentosha.co.jp まで。

幻冬舎新書

中野信子
脳内麻薬
人間を支配する快楽物質ドーパミンの正体

人間がセックス、ギャンブル、アルコールなどの虜になるのは「ドーパミン」の作用による。だが実はドーパミンは人間の進化そのものに深く関わる物質でもあるのだ。「気持ちよさ」の本質に迫る。

長谷川嘉哉
公務員はなぜ認知症になりやすいのか
ボケやすい脳、ボケにくい脳

急増する認知症の約7割を占めるアルツハイマー型では、感情を司る「扁桃核」の衰えが、発症に大きく関わることが分かってきた。「扁桃核によい生活」を送れるか？　専門医が語る認知症予防の極意。

林成之
脳に悪い7つの習慣

脳は気持ちや生活習慣でその働きがよくも悪くもなる。この事実を知らないばかりに脳力を後退させるのはもったいない。悪い習慣をやめ、頭の働きをよくする方法を、脳のしくみからわかりやすく解説。

笠井奈津子
甘い物は脳に悪い
すぐに成果が出る食の新常識

食生活を少し変えるだけで痩せやすくなったり、疲れにくくなったり、集中力が高まる身体のメカニズムを具体的に解説。食事が仕事に与える影響の大きさを知れば、食生活は劇的に変わる！